# SZCZEGÓŁY WŁAŚCICIELA

Nazwa:
Adres e-mail:
Telefon:
Osoba do kontaktu w
nagłych wypadkach:

# SZCZEGÓŁY DZIENNIKA

Data rozpoczęcia dziennika:

Data zakończenia dziennika:

Data: _____ Grupa mięśniowa: _____

P W S C P S N      Czas rozpoczęcia: _____
○ ○ ○ ○ ○ ○ ○
Waga: _____  Czas zakończenia: _____

☐ Górna część ciała:   ☐ Dolnej części ciała:   ☐ Abs

| Ćwiczenia: | Ustawić: | 1 | 2 | 3 | 4 | 5 | 6 | 7 |
|---|---|---|---|---|---|---|---|---|
|  | Powtórzenia |  |  |  |  |  |  |  |
|  | Waga |  |  |  |  |  |  |  |
|  | Powtórzenia |  |  |  |  |  |  |  |
|  | Waga |  |  |  |  |  |  |  |
|  | Powtórzenia |  |  |  |  |  |  |  |
|  | Waga |  |  |  |  |  |  |  |
|  | Powtórzenia |  |  |  |  |  |  |  |
|  | Waga |  |  |  |  |  |  |  |
|  | Powtórzenia |  |  |  |  |  |  |  |
|  | Waga |  |  |  |  |  |  |  |
|  | Powtórzenia |  |  |  |  |  |  |  |
|  | Waga |  |  |  |  |  |  |  |
|  | Powtórzenia |  |  |  |  |  |  |  |
|  | Waga |  |  |  |  |  |  |  |

| Kardio | Czas | Dystans | Tętno | Spalone kalorie |
|---|---|---|---|---|
|  |  |  |  |  |
|  |  |  |  |  |
|  |  |  |  |  |

## Pomiary

| Szyja | Prawy biceps | lewy biceps | Klatka piersiowa | Talia | Biodra | Prawe udo | Lewe udo | Łydka |
|---|---|---|---|---|---|---|---|---|
|  |  |  |  |  |  |  |  |  |
|  |  |  |  |  |  |  |  |  |
|  |  |  |  |  |  |  |  |  |

Data: _____  Grupa mięśniowa: _____

P  W  S  C  P  S  N     Czas rozpoczęcia: _____
○  ○  ○  ○  ○  ○  ○

Waga: _____   Czas zakończenia: _____

☐ Górna część ciała:   ☐ Dolnej części ciała:   ☐ Abs

| Ćwiczenia: | Ustawić: | 1 | 2 | 3 | 4 | 5 | 6 | 7 |
|---|---|---|---|---|---|---|---|---|
|  | Powtórzenia |  |  |  |  |  |  |  |
|  | Waga |  |  |  |  |  |  |  |
|  | Powtórzenia |  |  |  |  |  |  |  |
|  | Waga |  |  |  |  |  |  |  |
|  | Powtórzenia |  |  |  |  |  |  |  |
|  | Waga |  |  |  |  |  |  |  |
|  | Powtórzenia |  |  |  |  |  |  |  |
|  | Waga |  |  |  |  |  |  |  |
|  | Powtórzenia |  |  |  |  |  |  |  |
|  | Waga |  |  |  |  |  |  |  |
|  | Powtórzenia |  |  |  |  |  |  |  |
|  | Waga |  |  |  |  |  |  |  |
|  | Powtórzenia |  |  |  |  |  |  |  |
|  | Waga |  |  |  |  |  |  |  |

| Kardio | Czas | Dystans | Tętno | Spalone kalorie |
|---|---|---|---|---|
|  |  |  |  |  |
|  |  |  |  |  |
|  |  |  |  |  |

## Pomiary

| Szyja | Prawy biceps | lewy biceps | Klatka piersiowa | Talia | Biodra | Prawe udo | Lewe udo | Łydka |
|---|---|---|---|---|---|---|---|---|
|  |  |  |  |  |  |  |  |  |
|  |  |  |  |  |  |  |  |  |
|  |  |  |  |  |  |  |  |  |

**Data:** _____  **Grupa mięśniowa:** _____

P  W  S  C  P  S  N      **Czas rozpoczęcia:** _____
○  ○  ○  ○  ○  ○  ○

**Waga:** _____   **Czas zakończenia:** _____

☐ **Górna część ciała:**   ☐ **Dolnej części ciała:**   ☐ **Abs**

| Ćwiczenia: | Ustawić: | 1 | 2 | 3 | 4 | 5 | 6 | 7 |
|---|---|---|---|---|---|---|---|---|
| | Powtórzenia | | | | | | | |
| | Waga | | | | | | | |
| | Powtórzenia | | | | | | | |
| | Waga | | | | | | | |
| | Powtórzenia | | | | | | | |
| | Waga | | | | | | | |
| | Powtórzenia | | | | | | | |
| | Waga | | | | | | | |
| | Powtórzenia | | | | | | | |
| | Waga | | | | | | | |
| | Powtórzenia | | | | | | | |
| | Waga | | | | | | | |
| | Powtórzenia | | | | | | | |
| | Waga | | | | | | | |
| | Powtórzenia | | | | | | | |
| | Waga | | | | | | | |

| Kardio | Czas | Dystans | Tętno | Spalone kalorie |
|---|---|---|---|---|
| | | | | |
| | | | | |
| | | | | |

## Pomiary

| Szyja | Prawy biceps | lewy biceps | Klatka piersiowa | Talia | Biodra | Prawe udo | Lewe udo | Łydka |
|---|---|---|---|---|---|---|---|---|
| | | | | | | | | |
| | | | | | | | | |
| | | | | | | | | |

Data: _____  Grupa mięśniowa: _____

P  W  S  C  P  S  N    Czas rozpoczęcia: _____
◯  ◯  ◯  ◯  ◯  ◯
Waga: _____   Czas zakończenia: _____

☐ Górna część ciała:   ☐ Dolnej części ciała:   ☐ Abs

| Ćwiczenia: | Ustawić: | 1 | 2 | 3 | 4 | 5 | 6 | 7 |
|---|---|---|---|---|---|---|---|---|
|  | Powtórzenia |  |  |  |  |  |  |  |
|  | Waga |  |  |  |  |  |  |  |
|  | Powtórzenia |  |  |  |  |  |  |  |
|  | Waga |  |  |  |  |  |  |  |
|  | Powtórzenia |  |  |  |  |  |  |  |
|  | Waga |  |  |  |  |  |  |  |
|  | Powtórzenia |  |  |  |  |  |  |  |
|  | Waga |  |  |  |  |  |  |  |
|  | Powtórzenia |  |  |  |  |  |  |  |
|  | Waga |  |  |  |  |  |  |  |
|  | Powtórzenia |  |  |  |  |  |  |  |
|  | Waga |  |  |  |  |  |  |  |
|  | Powtórzenia |  |  |  |  |  |  |  |
|  | Waga |  |  |  |  |  |  |  |
|  | Powtórzenia |  |  |  |  |  |  |  |
|  | Waga |  |  |  |  |  |  |  |

| Kardio | Czas | Dystans | Tętno | Spalone kalorie |
|---|---|---|---|---|
|  |  |  |  |  |
|  |  |  |  |  |
|  |  |  |  |  |

## Pomiary

| Szyja | Prawy biceps | lewy biceps | Klatka piersiowa | Talia | Biodra | Prawe udo | Lewe udo | Łydka |
|---|---|---|---|---|---|---|---|---|
|  |  |  |  |  |  |  |  |  |
|  |  |  |  |  |  |  |  |  |
|  |  |  |  |  |  |  |  |  |

**Data:** _____  **Grupa mięśniowa:** _____

P  W  S  C  P  S  N     **Czas rozpoczęcia:** _____
○  ○  ○  ○  ○  ○  ○

**Waga:** _____  **Czas zakończenia:** _____

☐ Górna część ciała:  ☐ Dolnej części ciała:  ☐ Abs

| Ćwiczenia: | Ustawić: | 1 | 2 | 3 | 4 | 5 | 6 | 7 |
|---|---|---|---|---|---|---|---|---|
|  | Powtórzenia |  |  |  |  |  |  |  |
|  | Waga |  |  |  |  |  |  |  |
|  | Powtórzenia |  |  |  |  |  |  |  |
|  | Waga |  |  |  |  |  |  |  |
|  | Powtórzenia |  |  |  |  |  |  |  |
|  | Waga |  |  |  |  |  |  |  |
|  | Powtórzenia |  |  |  |  |  |  |  |
|  | Waga |  |  |  |  |  |  |  |
|  | Powtórzenia |  |  |  |  |  |  |  |
|  | Waga |  |  |  |  |  |  |  |
|  | Powtórzenia |  |  |  |  |  |  |  |
|  | Waga |  |  |  |  |  |  |  |
|  | Powtórzenia |  |  |  |  |  |  |  |
|  | Waga |  |  |  |  |  |  |  |
|  | Powtórzenia |  |  |  |  |  |  |  |
|  | Waga |  |  |  |  |  |  |  |

| Kardio | Czas | Dystans | Tętno | Spalone kalorie |
|---|---|---|---|---|
|  |  |  |  |  |
|  |  |  |  |  |
|  |  |  |  |  |

## Pomiary

| Szyja | Prawy biceps | lewy biceps | Klatka piersiowa | Talia | Biodra | Prawe udo | Lewe udo | Łydka |
|---|---|---|---|---|---|---|---|---|
|  |  |  |  |  |  |  |  |  |
|  |  |  |  |  |  |  |  |  |
|  |  |  |  |  |  |  |  |  |

**Data:** _____  **Grupa mięśniowa:** _____

P W S C P S N
○ ○ ○ ○ ○ ○ ○   **Czas rozpoczęcia:** _____

**Waga:** _____  **Czas zakończenia:** _____

☐ **Górna część ciała:**  ☐ **Dolnej części ciała:**  ☐ **Abs**

| Ćwiczenia: | Ustawić: | 1 | 2 | 3 | 4 | 5 | 6 | 7 |
|---|---|---|---|---|---|---|---|---|
|  | Powtórzenia |  |  |  |  |  |  |  |
|  | Waga |  |  |  |  |  |  |  |
|  | Powtórzenia |  |  |  |  |  |  |  |
|  | Waga |  |  |  |  |  |  |  |
|  | Powtórzenia |  |  |  |  |  |  |  |
|  | Waga |  |  |  |  |  |  |  |
|  | Powtórzenia |  |  |  |  |  |  |  |
|  | Waga |  |  |  |  |  |  |  |
|  | Powtórzenia |  |  |  |  |  |  |  |
|  | Waga |  |  |  |  |  |  |  |
|  | Powtórzenia |  |  |  |  |  |  |  |
|  | Waga |  |  |  |  |  |  |  |
|  | Powtórzenia |  |  |  |  |  |  |  |
|  | Waga |  |  |  |  |  |  |  |
|  | Powtórzenia |  |  |  |  |  |  |  |
|  | Waga |  |  |  |  |  |  |  |

| Kardio | Czas | Dystans | Tętno | Spalone kalorie |
|---|---|---|---|---|
|  |  |  |  |  |
|  |  |  |  |  |
|  |  |  |  |  |

## Pomiary

| Szyja | Prawy biceps | lewy biceps | Klatka piersiowa | Talia | Biodra | Prawe udo | Lewe udo | Łydka |
|---|---|---|---|---|---|---|---|---|
|  |  |  |  |  |  |  |  |  |
|  |  |  |  |  |  |  |  |  |
|  |  |  |  |  |  |  |  |  |

**Data:** _____ **Grupa mięśniowa:** _____

P W S C P S N  **Czas rozpoczęcia:** _____
○ ○ ○ ○ ○ ○ ○

**Waga:** _____ **Czas zakończenia:** _____

☐ **Górna część ciała:** ☐ **Dolnej części ciała:** ☐ **Abs**

| Ćwiczenia: | Ustawić: | 1 | 2 | 3 | 4 | 5 | 6 | 7 |
|---|---|---|---|---|---|---|---|---|
|  | Powtórzenia |  |  |  |  |  |  |  |
|  | Waga |  |  |  |  |  |  |  |
|  | Powtórzenia |  |  |  |  |  |  |  |
|  | Waga |  |  |  |  |  |  |  |
|  | Powtórzenia |  |  |  |  |  |  |  |
|  | Waga |  |  |  |  |  |  |  |
|  | Powtórzenia |  |  |  |  |  |  |  |
|  | Waga |  |  |  |  |  |  |  |
|  | Powtórzenia |  |  |  |  |  |  |  |
|  | Waga |  |  |  |  |  |  |  |
|  | Powtórzenia |  |  |  |  |  |  |  |
|  | Waga |  |  |  |  |  |  |  |
|  | Powtórzenia |  |  |  |  |  |  |  |
|  | Waga |  |  |  |  |  |  |  |

| Kardio | Czas | Dystans | Tętno | Spalone kalorie |
|---|---|---|---|---|
|  |  |  |  |  |
|  |  |  |  |  |
|  |  |  |  |  |

## Pomiary

| Szyja | Prawy biceps | lewy biceps | Klatka piersiowa | Talia | Biodra | Prawe udo | Lewe udo | Łydka |
|---|---|---|---|---|---|---|---|---|
|  |  |  |  |  |  |  |  |  |
|  |  |  |  |  |  |  |  |  |
|  |  |  |  |  |  |  |  |  |

Data: _____  Grupa mięśniowa: _____

P  W  S  C  P  S  N   Czas rozpoczęcia: _____
○  ○  ○  ○  ○  ○

Waga: _____  Czas zakończenia: _____

☐ Górna część ciała:   ☐ Dolnej części ciała:   ☐ Abs

| Ćwiczenia: | Ustawić: | 1 | 2 | 3 | 4 | 5 | 6 | 7 |
|---|---|---|---|---|---|---|---|---|
|  | Powtórzenia |  |  |  |  |  |  |  |
|  | Waga |  |  |  |  |  |  |  |
|  | Powtórzenia |  |  |  |  |  |  |  |
|  | Waga |  |  |  |  |  |  |  |
|  | Powtórzenia |  |  |  |  |  |  |  |
|  | Waga |  |  |  |  |  |  |  |
|  | Powtórzenia |  |  |  |  |  |  |  |
|  | Waga |  |  |  |  |  |  |  |
|  | Powtórzenia |  |  |  |  |  |  |  |
|  | Waga |  |  |  |  |  |  |  |
|  | Powtórzenia |  |  |  |  |  |  |  |
|  | Waga |  |  |  |  |  |  |  |
|  | Powtórzenia |  |  |  |  |  |  |  |
|  | Waga |  |  |  |  |  |  |  |
|  | Powtórzenia |  |  |  |  |  |  |  |
|  | Waga |  |  |  |  |  |  |  |

| Kardio | Czas | Dystans | Tętno | Spalone kalorie |
|---|---|---|---|---|
|  |  |  |  |  |
|  |  |  |  |  |
|  |  |  |  |  |

## Pomiary

| Szyja | Prawy biceps | lewy biceps | Klatka piersiowa | Talia | Biodra | Prawe udo | Lewe udo | Łydka |
|---|---|---|---|---|---|---|---|---|
|  |  |  |  |  |  |  |  |  |
|  |  |  |  |  |  |  |  |  |
|  |  |  |  |  |  |  |  |  |

**Data:** _____ **Grupa mięśniowa:** _____

P W S C P S N  **Czas rozpoczęcia:** _____
○ ○ ○ ○ ○ ○ ○
**Waga:** _____ **Czas zakończenia:** _____

☐ Górna część ciała:   ☐ Dolnej części ciała:   ☐ Abs

| Ćwiczenia: | Ustawić: | 1 | 2 | 3 | 4 | 5 | 6 | 7 |
|---|---|---|---|---|---|---|---|---|
|  | Powtórzenia |  |  |  |  |  |  |  |
|  | Waga |  |  |  |  |  |  |  |
|  | Powtórzenia |  |  |  |  |  |  |  |
|  | Waga |  |  |  |  |  |  |  |
|  | Powtórzenia |  |  |  |  |  |  |  |
|  | Waga |  |  |  |  |  |  |  |
|  | Powtórzenia |  |  |  |  |  |  |  |
|  | Waga |  |  |  |  |  |  |  |
|  | Powtórzenia |  |  |  |  |  |  |  |
|  | Waga |  |  |  |  |  |  |  |
|  | Powtórzenia |  |  |  |  |  |  |  |
|  | Waga |  |  |  |  |  |  |  |
|  | Powtórzenia |  |  |  |  |  |  |  |
|  | Waga |  |  |  |  |  |  |  |
|  | Powtórzenia |  |  |  |  |  |  |  |
|  | Waga |  |  |  |  |  |  |  |

| Kardio | Czas | Dystans | Tętno | Spalone kalorie |
|---|---|---|---|---|
|  |  |  |  |  |
|  |  |  |  |  |
|  |  |  |  |  |

## Pomiary

| Szyja | Prawy biceps | lewy biceps | Klatka piersiowa | Talia | Biodra | Prawe udo | Lewe udo | Łydka |
|---|---|---|---|---|---|---|---|---|
|  |  |  |  |  |  |  |  |  |
|  |  |  |  |  |  |  |  |  |
|  |  |  |  |  |  |  |  |  |

Data: _____  Grupa mięśniowa: _____

P  W  S  C  P  S  N     Czas rozpoczęcia: _____
○  ○  ○  ○  ○  ○  ○

Waga: _____   Czas zakończenia: _____

☐ Górna część ciała:   ☐ Dolnej części ciała:   ☐ Abs

| Ćwiczenia: | Ustawić: | 1 | 2 | 3 | 4 | 5 | 6 | 7 |
|---|---|---|---|---|---|---|---|---|
|  | Powtórzenia |  |  |  |  |  |  |  |
|  | Waga |  |  |  |  |  |  |  |
|  | Powtórzenia |  |  |  |  |  |  |  |
|  | Waga |  |  |  |  |  |  |  |
|  | Powtórzenia |  |  |  |  |  |  |  |
|  | Waga |  |  |  |  |  |  |  |
|  | Powtórzenia |  |  |  |  |  |  |  |
|  | Waga |  |  |  |  |  |  |  |
|  | Powtórzenia |  |  |  |  |  |  |  |
|  | Waga |  |  |  |  |  |  |  |
|  | Powtórzenia |  |  |  |  |  |  |  |
|  | Waga |  |  |  |  |  |  |  |
|  | Powtórzenia |  |  |  |  |  |  |  |
|  | Waga |  |  |  |  |  |  |  |

| Kardio | Czas | Dystans | Tętno | Spalone kalorie |
|---|---|---|---|---|
|  |  |  |  |  |
|  |  |  |  |  |
|  |  |  |  |  |

## Pomiary

| Szyja | Prawy biceps | lewy biceps | Klatka piersiowa | Talia | Biodra | Prawe udo | Lewe udo | Łydka |
|---|---|---|---|---|---|---|---|---|
|  |  |  |  |  |  |  |  |  |
|  |  |  |  |  |  |  |  |  |
|  |  |  |  |  |  |  |  |  |

**Data:** _____  **Grupa mięśniowa:** _____

P  W  S  C  P  S  N    **Czas rozpoczęcia:** _____
○  ○  ○  ○  ○  ○  ○
**Waga:** _____  **Czas zakończenia:** _____

☐ Górna część ciała:   ☐ Dolnej części ciała:   ☐ Abs

| Ćwiczenia: | Ustawić: | 1 | 2 | 3 | 4 | 5 | 6 | 7 |
|---|---|---|---|---|---|---|---|---|
|  | Powtórzenia |  |  |  |  |  |  |  |
|  | Waga |  |  |  |  |  |  |  |
|  | Powtórzenia |  |  |  |  |  |  |  |
|  | Waga |  |  |  |  |  |  |  |
|  | Powtórzenia |  |  |  |  |  |  |  |
|  | Waga |  |  |  |  |  |  |  |
|  | Powtórzenia |  |  |  |  |  |  |  |
|  | Waga |  |  |  |  |  |  |  |
|  | Powtórzenia |  |  |  |  |  |  |  |
|  | Waga |  |  |  |  |  |  |  |
|  | Powtórzenia |  |  |  |  |  |  |  |
|  | Waga |  |  |  |  |  |  |  |
|  | Powtórzenia |  |  |  |  |  |  |  |
|  | Waga |  |  |  |  |  |  |  |
|  | Powtórzenia |  |  |  |  |  |  |  |
|  | Waga |  |  |  |  |  |  |  |

| Kardio | Czas | Dystans | Tętno | Spalone kalorie |
|---|---|---|---|---|
|  |  |  |  |  |
|  |  |  |  |  |
|  |  |  |  |  |

## Pomiary

| Szyja | Prawy biceps | lewy biceps | Klatka piersiowa | Talia | Biodra | Prawe udo | Lewe udo | Łydka |
|---|---|---|---|---|---|---|---|---|
|  |  |  |  |  |  |  |  |  |
|  |  |  |  |  |  |  |  |  |
|  |  |  |  |  |  |  |  |  |

Data: _____  Grupa mięśniowa: _____

P  W  S  C  P  S  N    Czas rozpoczęcia: _____
◯  ◯  ◯  ◯  ◯  ◯  ◯
Waga: _____   Czas zakończenia: _____

☐ Górna część ciała:    ☐ Dolnej części ciała:    ☐ Abs

| Ćwiczenia: | Ustawić: | 1 | 2 | 3 | 4 | 5 | 6 | 7 |
|---|---|---|---|---|---|---|---|---|
|  | Powtórzenia |  |  |  |  |  |  |  |
|  | Waga |  |  |  |  |  |  |  |
|  | Powtórzenia |  |  |  |  |  |  |  |
|  | Waga |  |  |  |  |  |  |  |
|  | Powtórzenia |  |  |  |  |  |  |  |
|  | Waga |  |  |  |  |  |  |  |
|  | Powtórzenia |  |  |  |  |  |  |  |
|  | Waga |  |  |  |  |  |  |  |
|  | Powtórzenia |  |  |  |  |  |  |  |
|  | Waga |  |  |  |  |  |  |  |
|  | Powtórzenia |  |  |  |  |  |  |  |
|  | Waga |  |  |  |  |  |  |  |
|  | Powtórzenia |  |  |  |  |  |  |  |
|  | Waga |  |  |  |  |  |  |  |
|  | Powtórzenia |  |  |  |  |  |  |  |
|  | Waga |  |  |  |  |  |  |  |

| Kardio | Czas | Dystans | Tętno | Spalone kalorie |
|---|---|---|---|---|
|  |  |  |  |  |
|  |  |  |  |  |
|  |  |  |  |  |

## Pomiary

| Szyja | Prawy biceps | lewy biceps | Klatka piersiowa | Talia | Biodra | Prawe udo | Lewe udo | Łydka |
|---|---|---|---|---|---|---|---|---|
|  |  |  |  |  |  |  |  |  |
|  |  |  |  |  |  |  |  |  |
|  |  |  |  |  |  |  |  |  |

**Data:** _____  **Grupa mięśniowa:** _____

P  W  S  C  P  S  N    **Czas rozpoczęcia:** _____
○  ○  ○  ○  ○  ○

**Waga:** _____   **Czas zakończenia:** _____

☐ **Górna część ciała:**   ☐ **Dolnej części ciała:**   ☐ **Abs**

| Ćwiczenia: | Ustawić: | 1 | 2 | 3 | 4 | 5 | 6 | 7 |
|---|---|---|---|---|---|---|---|---|
| | Powtórzenia | | | | | | | |
| | Waga | | | | | | | |
| | Powtórzenia | | | | | | | |
| | Waga | | | | | | | |
| | Powtórzenia | | | | | | | |
| | Waga | | | | | | | |
| | Powtórzenia | | | | | | | |
| | Waga | | | | | | | |
| | Powtórzenia | | | | | | | |
| | Waga | | | | | | | |
| | Powtórzenia | | | | | | | |
| | Waga | | | | | | | |
| | Powtórzenia | | | | | | | |
| | Waga | | | | | | | |
| | Powtórzenia | | | | | | | |
| | Waga | | | | | | | |

| Kardio | Czas | Dystans | Tętno | Spalone kalorie |
|---|---|---|---|---|
| | | | | |
| | | | | |
| | | | | |
| | | | | |

## Pomiary

| Szyja | Prawy biceps | lewy biceps | Klatka piersiowa | Talia | Biodra | Prawe udo | Lewe udo | Łydka |
|---|---|---|---|---|---|---|---|---|
| | | | | | | | | |
| | | | | | | | | |
| | | | | | | | | |

**Data:** _____  **Grupa mięśniowa:** _____

P ○  W ○  S ○  C ○  P ○  S ○  N ○    **Czas rozpoczęcia:** _____

**Waga:** _____    **Czas zakończenia:** _____

☐ Górna część ciała:    ☐ Dolnej części ciała:    ☐ Abs

| Ćwiczenia: | Ustawić: | 1 | 2 | 3 | 4 | 5 | 6 | 7 |
|---|---|---|---|---|---|---|---|---|
|  | Powtórzenia |  |  |  |  |  |  |  |
|  | Waga |  |  |  |  |  |  |  |
|  | Powtórzenia |  |  |  |  |  |  |  |
|  | Waga |  |  |  |  |  |  |  |
|  | Powtórzenia |  |  |  |  |  |  |  |
|  | Waga |  |  |  |  |  |  |  |
|  | Powtórzenia |  |  |  |  |  |  |  |
|  | Waga |  |  |  |  |  |  |  |
|  | Powtórzenia |  |  |  |  |  |  |  |
|  | Waga |  |  |  |  |  |  |  |
|  | Powtórzenia |  |  |  |  |  |  |  |
|  | Waga |  |  |  |  |  |  |  |
|  | Powtórzenia |  |  |  |  |  |  |  |
|  | Waga |  |  |  |  |  |  |  |
|  | Powtórzenia |  |  |  |  |  |  |  |
|  | Waga |  |  |  |  |  |  |  |

| Kardio | Czas | Dystans | Tętno | Spalone kalorie |
|---|---|---|---|---|
|  |  |  |  |  |
|  |  |  |  |  |
|  |  |  |  |  |

## Pomiary

| Szyja | Prawy biceps | lewy biceps | Klatka piersiowa | Talia | Biodra | Prawe udo | Lewe udo | Łydka |
|---|---|---|---|---|---|---|---|---|
|  |  |  |  |  |  |  |  |  |
|  |  |  |  |  |  |  |  |  |
|  |  |  |  |  |  |  |  |  |

**Data:** _____  **Grupa mięśniowa:** _____

P  W  S  C  P  S  N   **Czas rozpoczęcia:** _____
○  ○  ○  ○  ○  ○  ○

**Waga:** _____  **Czas zakończenia:** _____

☐ **Górna część ciała:**   ☐ **Dolnej części ciała:**   ☐ **Abs**

| Ćwiczenia: | Ustawić: | 1 | 2 | 3 | 4 | 5 | 6 | 7 |
|---|---|---|---|---|---|---|---|---|
| | Powtórzenia | | | | | | | |
| | Waga | | | | | | | |
| | Powtórzenia | | | | | | | |
| | Waga | | | | | | | |
| | Powtórzenia | | | | | | | |
| | Waga | | | | | | | |
| | Powtórzenia | | | | | | | |
| | Waga | | | | | | | |
| | Powtórzenia | | | | | | | |
| | Waga | | | | | | | |
| | Powtórzenia | | | | | | | |
| | Waga | | | | | | | |
| | Powtórzenia | | | | | | | |
| | Waga | | | | | | | |
| | Powtórzenia | | | | | | | |
| | Waga | | | | | | | |

| Kardio | Czas | Dystans | Tętno | Spalone kalorie |
|---|---|---|---|---|
| | | | | |
| | | | | |
| | | | | |
| | | | | |

## Pomiary

| Szyja | Prawy biceps | lewy biceps | Klatka piersiowa | Talia | Biodra | Prawe udo | Lewe udo | Łydka |
|---|---|---|---|---|---|---|---|---|
| | | | | | | | | |
| | | | | | | | | |
| | | | | | | | | |

Data: _____     Grupa mięśniowa: _____

P  W  S  C  P  S  N     Czas rozpoczęcia: _____
○  ○  ○  ○  ○  ○  ○

Waga: _____     Czas zakończenia: _____

☐ Górna część ciała:     ☐ Dolnej części ciała:     ☐ Abs

| Ćwiczenia: | Ustawić: | 1 | 2 | 3 | 4 | 5 | 6 | 7 |
|---|---|---|---|---|---|---|---|---|
|  | Powtórzenia |  |  |  |  |  |  |  |
|  | Waga |  |  |  |  |  |  |  |
|  | Powtórzenia |  |  |  |  |  |  |  |
|  | Waga |  |  |  |  |  |  |  |
|  | Powtórzenia |  |  |  |  |  |  |  |
|  | Waga |  |  |  |  |  |  |  |
|  | Powtórzenia |  |  |  |  |  |  |  |
|  | Waga |  |  |  |  |  |  |  |
|  | Powtórzenia |  |  |  |  |  |  |  |
|  | Waga |  |  |  |  |  |  |  |
|  | Powtórzenia |  |  |  |  |  |  |  |
|  | Waga |  |  |  |  |  |  |  |
|  | Powtórzenia |  |  |  |  |  |  |  |
|  | Waga |  |  |  |  |  |  |  |
|  | Powtórzenia |  |  |  |  |  |  |  |
|  | Waga |  |  |  |  |  |  |  |

| Kardio | Czas | Dystans | Tętno | Spalone kalorie |
|---|---|---|---|---|
|  |  |  |  |  |
|  |  |  |  |  |
|  |  |  |  |  |

## Pomiary

| Szyja | Prawy biceps | lewy biceps | Klatka piersiowa | Talia | Biodra | Prawe udo | Lewe udo | Łydka |
|---|---|---|---|---|---|---|---|---|
|  |  |  |  |  |  |  |  |  |
|  |  |  |  |  |  |  |  |  |
|  |  |  |  |  |  |  |  |  |

Data: _____  Grupa mięśniowa: _____

P  W  S  C  P  S  N        Czas rozpoczęcia: _____
○  ○  ○  ○  ○  ○  ○
Waga: _____     Czas zakończenia: _____

☐ Górna część ciała:   ☐ Dolnej części ciała:   ☐ Abs

| Ćwiczenia: | Ustawić: | 1 | 2 | 3 | 4 | 5 | 6 | 7 |
|---|---|---|---|---|---|---|---|---|
|  | Powtórzenia |  |  |  |  |  |  |  |
|  | Waga |  |  |  |  |  |  |  |
|  | Powtórzenia |  |  |  |  |  |  |  |
|  | Waga |  |  |  |  |  |  |  |
|  | Powtórzenia |  |  |  |  |  |  |  |
|  | Waga |  |  |  |  |  |  |  |
|  | Powtórzenia |  |  |  |  |  |  |  |
|  | Waga |  |  |  |  |  |  |  |
|  | Powtórzenia |  |  |  |  |  |  |  |
|  | Waga |  |  |  |  |  |  |  |
|  | Powtórzenia |  |  |  |  |  |  |  |
|  | Waga |  |  |  |  |  |  |  |
|  | Powtórzenia |  |  |  |  |  |  |  |
|  | Waga |  |  |  |  |  |  |  |
|  | Powtórzenia |  |  |  |  |  |  |  |
|  | Waga |  |  |  |  |  |  |  |

| Kardio | Czas | Dystans | Tętno | Spalone kalorie |
|---|---|---|---|---|
|  |  |  |  |  |
|  |  |  |  |  |
|  |  |  |  |  |

## Pomiary

| Szyja | Prawy biceps | lewy biceps | Klatka piersiowa | Talia | Biodra | Prawe udo | Lewe udo | Łydka |
|---|---|---|---|---|---|---|---|---|
|  |  |  |  |  |  |  |  |  |
|  |  |  |  |  |  |  |  |  |
|  |  |  |  |  |  |  |  |  |

Data: _____    Grupa mięśniowa: _____

P  W  S  C  P  S  N      Czas rozpoczęcia: _____
○  ○  ○  ○  ○  ○  ○

Waga: _____    Czas zakończenia: _____

☐ Górna część ciała:    ☐ Dolnej części ciała:    ☐ Abs

| Ćwiczenia: | Ustawić: | 1 | 2 | 3 | 4 | 5 | 6 | 7 |
|---|---|---|---|---|---|---|---|---|
|  | Powtórzenia |  |  |  |  |  |  |  |
|  | Waga |  |  |  |  |  |  |  |
|  | Powtórzenia |  |  |  |  |  |  |  |
|  | Waga |  |  |  |  |  |  |  |
|  | Powtórzenia |  |  |  |  |  |  |  |
|  | Waga |  |  |  |  |  |  |  |
|  | Powtórzenia |  |  |  |  |  |  |  |
|  | Waga |  |  |  |  |  |  |  |
|  | Powtórzenia |  |  |  |  |  |  |  |
|  | Waga |  |  |  |  |  |  |  |
|  | Powtórzenia |  |  |  |  |  |  |  |
|  | Waga |  |  |  |  |  |  |  |
|  | Powtórzenia |  |  |  |  |  |  |  |
|  | Waga |  |  |  |  |  |  |  |
|  | Powtórzenia |  |  |  |  |  |  |  |
|  | Waga |  |  |  |  |  |  |  |

| Kardio | Czas | Dystans | Tętno | Spalone kalorie |
|---|---|---|---|---|
|  |  |  |  |  |
|  |  |  |  |  |
|  |  |  |  |  |

## Pomiary

| Szyja | Prawy biceps | lewy biceps | Klatka piersiowa | Talia | Biodra | Prawe udo | Lewe udo | Łydka |
|---|---|---|---|---|---|---|---|---|
|  |  |  |  |  |  |  |  |  |
|  |  |  |  |  |  |  |  |  |
|  |  |  |  |  |  |  |  |  |

Data: _____  Grupa mięśniowa: _____

P  W  S  C  P  S  N   Czas rozpoczęcia: _____
◯  ◯  ◯  ◯  ◯  ◯  ◯
Waga: _____  Czas zakończenia: _____

☐ Górna część ciała:   ☐ Dolnej części ciała:   ☐ Abs

| Ćwiczenia: | Ustawić: | 1 | 2 | 3 | 4 | 5 | 6 | 7 |
|---|---|---|---|---|---|---|---|---|
|  | Powtórzenia |  |  |  |  |  |  |  |
|  | Waga |  |  |  |  |  |  |  |
|  | Powtórzenia |  |  |  |  |  |  |  |
|  | Waga |  |  |  |  |  |  |  |
|  | Powtórzenia |  |  |  |  |  |  |  |
|  | Waga |  |  |  |  |  |  |  |
|  | Powtórzenia |  |  |  |  |  |  |  |
|  | Waga |  |  |  |  |  |  |  |
|  | Powtórzenia |  |  |  |  |  |  |  |
|  | Waga |  |  |  |  |  |  |  |
|  | Powtórzenia |  |  |  |  |  |  |  |
|  | Waga |  |  |  |  |  |  |  |
|  | Powtórzenia |  |  |  |  |  |  |  |
|  | Waga |  |  |  |  |  |  |  |
|  | Powtórzenia |  |  |  |  |  |  |  |
|  | Waga |  |  |  |  |  |  |  |

| Kardio | Czas | Dystans | Tętno | Spalone kalorie |
|---|---|---|---|---|
|  |  |  |  |  |
|  |  |  |  |  |
|  |  |  |  |  |

## Pomiary

| Szyja | Prawy biceps | lewy biceps | Klatka piersiowa | Talia | Biodra | Prawe udo | Lewe udo | Łydka |
|---|---|---|---|---|---|---|---|---|
|  |  |  |  |  |  |  |  |  |
|  |  |  |  |  |  |  |  |  |
|  |  |  |  |  |  |  |  |  |

**Data:** _____  **Grupa mięśniowa:** _____

P W S C P Ś N  **Czas rozpoczęcia:** _____
◯ ◯ ◯ ◯ ◯ ◯ ◯

**Waga:** _____  **Czas zakończenia:** _____

☐ **Górna część ciała:**  ☐ **Dolnej części ciała:**  ☐ **Abs**

| Ćwiczenia: | Ustawić: | 1 | 2 | 3 | 4 | 5 | 6 | 7 |
|---|---|---|---|---|---|---|---|---|
|  | Powtórzenia |  |  |  |  |  |  |  |
|  | Waga |  |  |  |  |  |  |  |
|  | Powtórzenia |  |  |  |  |  |  |  |
|  | Waga |  |  |  |  |  |  |  |
|  | Powtórzenia |  |  |  |  |  |  |  |
|  | Waga |  |  |  |  |  |  |  |
|  | Powtórzenia |  |  |  |  |  |  |  |
|  | Waga |  |  |  |  |  |  |  |
|  | Powtórzenia |  |  |  |  |  |  |  |
|  | Waga |  |  |  |  |  |  |  |
|  | Powtórzenia |  |  |  |  |  |  |  |
|  | Waga |  |  |  |  |  |  |  |
|  | Powtórzenia |  |  |  |  |  |  |  |
|  | Waga |  |  |  |  |  |  |  |
|  | Powtórzenia |  |  |  |  |  |  |  |
|  | Waga |  |  |  |  |  |  |  |

| Kardio | Czas | Dystans | Tętno | Spalone kalorie |
|---|---|---|---|---|
|  |  |  |  |  |
|  |  |  |  |  |
|  |  |  |  |  |

## Pomiary

| Szyja | Prawy biceps | lewy biceps | Klatka piersiowa | Talia | Biodra | Prawe udo | Lewe udo | Łydka |
|---|---|---|---|---|---|---|---|---|
|  |  |  |  |  |  |  |  |  |
|  |  |  |  |  |  |  |  |  |
|  |  |  |  |  |  |  |  |  |

**Data:** _____  **Grupa mięśniowa:** _____

P   W   S   C   P   S   N   **Czas rozpoczęcia:** _____
○   ○   ○   ○   ○   ○

**Waga:** _____   **Czas zakończenia:** _____

☐ **Górna część ciała:**   ☐ **Dolnej części ciała:**   ☐ **Abs**

| Ćwiczenia: | Ustawić: | 1 | 2 | 3 | 4 | 5 | 6 | 7 |
|---|---|---|---|---|---|---|---|---|
|  | Powtórzenia |  |  |  |  |  |  |  |
|  | Waga |  |  |  |  |  |  |  |
|  | Powtórzenia |  |  |  |  |  |  |  |
|  | Waga |  |  |  |  |  |  |  |
|  | Powtórzenia |  |  |  |  |  |  |  |
|  | Waga |  |  |  |  |  |  |  |
|  | Powtórzenia |  |  |  |  |  |  |  |
|  | Waga |  |  |  |  |  |  |  |
|  | Powtórzenia |  |  |  |  |  |  |  |
|  | Waga |  |  |  |  |  |  |  |
|  | Powtórzenia |  |  |  |  |  |  |  |
|  | Waga |  |  |  |  |  |  |  |
|  | Powtórzenia |  |  |  |  |  |  |  |
|  | Waga |  |  |  |  |  |  |  |
|  | Powtórzenia |  |  |  |  |  |  |  |
|  | Waga |  |  |  |  |  |  |  |

| Kardio | Czas | Dystans | Tętno | Spalone kalorie |
|---|---|---|---|---|
|  |  |  |  |  |
|  |  |  |  |  |
|  |  |  |  |  |

## Pomiary

| Szyja | Prawy biceps | lewy biceps | Klatka piersiowa | Talia | Biodra | Prawe udo | Lewe udo | Łydka |
|---|---|---|---|---|---|---|---|---|
|  |  |  |  |  |  |  |  |  |
|  |  |  |  |  |  |  |  |  |
|  |  |  |  |  |  |  |  |  |

Data: _____  Grupa mięśniowa: _____

P  W  S  C  P  S  N     Czas rozpoczęcia: _____
○  ○  ○  ○  ○  ○  ○

Waga: _____    Czas zakończenia: _____

☐ Górna część ciała:   ☐ Dolnej części ciała:   ☐ Abs

| Ćwiczenia: | Ustawić: | 1 | 2 | 3 | 4 | 5 | 6 | 7 |
|---|---|---|---|---|---|---|---|---|
|  | Powtórzenia |  |  |  |  |  |  |  |
|  | Waga |  |  |  |  |  |  |  |
|  | Powtórzenia |  |  |  |  |  |  |  |
|  | Waga |  |  |  |  |  |  |  |
|  | Powtórzenia |  |  |  |  |  |  |  |
|  | Waga |  |  |  |  |  |  |  |
|  | Powtórzenia |  |  |  |  |  |  |  |
|  | Waga |  |  |  |  |  |  |  |
|  | Powtórzenia |  |  |  |  |  |  |  |
|  | Waga |  |  |  |  |  |  |  |
|  | Powtórzenia |  |  |  |  |  |  |  |
|  | Waga |  |  |  |  |  |  |  |
|  | Powtórzenia |  |  |  |  |  |  |  |
|  | Waga |  |  |  |  |  |  |  |
|  | Powtórzenia |  |  |  |  |  |  |  |
|  | Waga |  |  |  |  |  |  |  |

| Kardio | Czas | Dystans | Tętno | Spalone kalorie |
|---|---|---|---|---|
|  |  |  |  |  |
|  |  |  |  |  |
|  |  |  |  |  |

## Pomiary

| Szyja | Prawy biceps | lewy biceps | Klatka piersiowa | Talia | Biodra | Prawe udo | Lewe udo | Łydka |
|---|---|---|---|---|---|---|---|---|
|  |  |  |  |  |  |  |  |  |
|  |  |  |  |  |  |  |  |  |
|  |  |  |  |  |  |  |  |  |

**Data:** _____  **Grupa mięśniowa:** _____

P  W  S  C  P  S  N  **Czas rozpoczęcia:** _____
○  ○  ○  ○  ○  ○  ○

**Waga:** _____  **Czas zakończenia:** _____

☐ **Górna część ciała:**   ☐ **Dolnej części ciała:**   ☐ **Abs**

| Ćwiczenia: | Ustawić: | 1 | 2 | 3 | 4 | 5 | 6 | 7 |
|---|---|---|---|---|---|---|---|---|
| | Powtórzenia | | | | | | | |
| | Waga | | | | | | | |
| | Powtórzenia | | | | | | | |
| | Waga | | | | | | | |
| | Powtórzenia | | | | | | | |
| | Waga | | | | | | | |
| | Powtórzenia | | | | | | | |
| | Waga | | | | | | | |
| | Powtórzenia | | | | | | | |
| | Waga | | | | | | | |
| | Powtórzenia | | | | | | | |
| | Waga | | | | | | | |
| | Powtórzenia | | | | | | | |
| | Waga | | | | | | | |
| | Powtórzenia | | | | | | | |
| | Waga | | | | | | | |

| Kardio | Czas | Dystans | Tętno | Spalone kalorie |
|---|---|---|---|---|
| | | | | |
| | | | | |
| | | | | |

## Pomiary

| Szyja | Prawy biceps | lewy biceps | Klatka piersiowa | Talia | Biodra | Prawe udo | Lewe udo | Łydka |
|---|---|---|---|---|---|---|---|---|
| | | | | | | | | |
| | | | | | | | | |
| | | | | | | | | |

Data: _____  Grupa mięśniowa: _____

P  W  S  C  P  S  N     Czas rozpoczęcia: _____
○  ○  ○  ○  ○  ○  ○

Waga: _____    Czas zakończenia: _____

☐ Górna część ciała:   ☐ Dolnej części ciała:   ☐ Abs

| Ćwiczenia: | Ustawić: | 1 | 2 | 3 | 4 | 5 | 6 | 7 |
|---|---|---|---|---|---|---|---|---|
| | Powtórzenia | | | | | | | |
| | Waga | | | | | | | |
| | Powtórzenia | | | | | | | |
| | Waga | | | | | | | |
| | Powtórzenia | | | | | | | |
| | Waga | | | | | | | |
| | Powtórzenia | | | | | | | |
| | Waga | | | | | | | |
| | Powtórzenia | | | | | | | |
| | Waga | | | | | | | |
| | Powtórzenia | | | | | | | |
| | Waga | | | | | | | |
| | Powtórzenia | | | | | | | |
| | Waga | | | | | | | |
| | Powtórzenia | | | | | | | |
| | Waga | | | | | | | |

| Kardio | Czas | Dystans | Tętno | Spalone kalorie |
|---|---|---|---|---|
| | | | | |
| | | | | |
| | | | | |

## Pomiary

| Szyja | Prawy biceps | lewy biceps | Klatka piersiowa | Talia | Biodra | Prawe udo | Lewe udo | Łydka |
|---|---|---|---|---|---|---|---|---|
| | | | | | | | | |
| | | | | | | | | |
| | | | | | | | | |

Data: _____  Grupa mięśniowa: _____

P  W  S  C  P  S  N     Czas rozpoczęcia: _____
○  ○  ○  ○  ○  ○  ○
Waga: _____   Czas zakończenia: _____

☐ Górna część ciała:   ☐ Dolnej części ciała:   ☐ Abs

| Ćwiczenia: | Ustawić: | 1 | 2 | 3 | 4 | 5 | 6 | 7 |
|---|---|---|---|---|---|---|---|---|
| | Powtórzenia | | | | | | | |
| | Waga | | | | | | | |
| | Powtórzenia | | | | | | | |
| | Waga | | | | | | | |
| | Powtórzenia | | | | | | | |
| | Waga | | | | | | | |
| | Powtórzenia | | | | | | | |
| | Waga | | | | | | | |
| | Powtórzenia | | | | | | | |
| | Waga | | | | | | | |
| | Powtórzenia | | | | | | | |
| | Waga | | | | | | | |
| | Powtórzenia | | | | | | | |
| | Waga | | | | | | | |
| | Powtórzenia | | | | | | | |
| | Waga | | | | | | | |

| Kardio | Czas | Dystans | Tętno | Spalone kalorie |
|---|---|---|---|---|
| | | | | |
| | | | | |
| | | | | |

## Pomiary

| Szyja | Prawy biceps | lewy biceps | Klatka piersiowa | Talia | Biodra | Prawe udo | Lewe udo | Łydka |
|---|---|---|---|---|---|---|---|---|
| | | | | | | | | |
| | | | | | | | | |
| | | | | | | | | |

Data: _____  Grupa mięśniowa: _____

P  W  S  C  P  S  N   Czas rozpoczęcia: _____
○  ○  ○  ○  ○  ○  ○

Waga: _____   Czas zakończenia: _____

☐ Górna część ciała:   ☐ Dolnej części ciała:   ☐ Abs

| Ćwiczenia: | Ustawić: | 1 | 2 | 3 | 4 | 5 | 6 | 7 |
|---|---|---|---|---|---|---|---|---|
|  | Powtórzenia |  |  |  |  |  |  |  |
|  | Waga |  |  |  |  |  |  |  |
|  | Powtórzenia |  |  |  |  |  |  |  |
|  | Waga |  |  |  |  |  |  |  |
|  | Powtórzenia |  |  |  |  |  |  |  |
|  | Waga |  |  |  |  |  |  |  |
|  | Powtórzenia |  |  |  |  |  |  |  |
|  | Waga |  |  |  |  |  |  |  |
|  | Powtórzenia |  |  |  |  |  |  |  |
|  | Waga |  |  |  |  |  |  |  |
|  | Powtórzenia |  |  |  |  |  |  |  |
|  | Waga |  |  |  |  |  |  |  |
|  | Powtórzenia |  |  |  |  |  |  |  |
|  | Waga |  |  |  |  |  |  |  |

| Kardio | Czas | Dystans | Tętno | Spalone kalorie |
|---|---|---|---|---|
|  |  |  |  |  |
|  |  |  |  |  |
|  |  |  |  |  |

## Pomiary

| Szyja | Prawy biceps | lewy biceps | Klatka piersiowa | Talia | Biodra | Prawe udo | Lewe udo | Łydka |
|---|---|---|---|---|---|---|---|---|
|  |  |  |  |  |  |  |  |  |
|  |  |  |  |  |  |  |  |  |
|  |  |  |  |  |  |  |  |  |

**Data:** _____  **Grupa mięśniowa:** _____

P  W  S  C  P  S  N      **Czas rozpoczęcia:** _____
○  ○  ○  ○  ○  ○  ○

**Waga:** _____  **Czas zakończenia:** _____

☐ **Górna część ciała:**   ☐ **Dolnej części ciała:**   ☐ **Abs**

| Ćwiczenia: | Ustawić: | 1 | 2 | 3 | 4 | 5 | 6 | 7 |
|---|---|---|---|---|---|---|---|---|
|  | Powtórzenia |  |  |  |  |  |  |  |
|  | Waga |  |  |  |  |  |  |  |
|  | Powtórzenia |  |  |  |  |  |  |  |
|  | Waga |  |  |  |  |  |  |  |
|  | Powtórzenia |  |  |  |  |  |  |  |
|  | Waga |  |  |  |  |  |  |  |
|  | Powtórzenia |  |  |  |  |  |  |  |
|  | Waga |  |  |  |  |  |  |  |
|  | Powtórzenia |  |  |  |  |  |  |  |
|  | Waga |  |  |  |  |  |  |  |
|  | Powtórzenia |  |  |  |  |  |  |  |
|  | Waga |  |  |  |  |  |  |  |
|  | Powtórzenia |  |  |  |  |  |  |  |
|  | Waga |  |  |  |  |  |  |  |
|  | Powtórzenia |  |  |  |  |  |  |  |
|  | Waga |  |  |  |  |  |  |  |

| Kardio | Czas | Dystans | Tętno | Spalone kalorie |
|---|---|---|---|---|
|  |  |  |  |  |
|  |  |  |  |  |
|  |  |  |  |  |

## Pomiary

| Szyja | Prawy biceps | lewy biceps | Klatka piersiowa | Talia | Biodra | Prawe udo | Lewe udo | Łydka |
|---|---|---|---|---|---|---|---|---|
|  |  |  |  |  |  |  |  |  |
|  |  |  |  |  |  |  |  |  |
|  |  |  |  |  |  |  |  |  |

Data: _____  Grupa mięśniowa: _____

P  W  S  C  P  S  N  Czas rozpoczęcia: _____
○  ○  ○  ○  ○  ○

Waga: _____  Czas zakończenia: _____

☐ Górna część ciała:   ☐ Dolnej części ciała:   ☐ Abs

| Ćwiczenia: | Ustawić: | 1 | 2 | 3 | 4 | 5 | 6 | 7 |
|---|---|---|---|---|---|---|---|---|
|  | Powtórzenia |  |  |  |  |  |  |  |
|  | Waga |  |  |  |  |  |  |  |
|  | Powtórzenia |  |  |  |  |  |  |  |
|  | Waga |  |  |  |  |  |  |  |
|  | Powtórzenia |  |  |  |  |  |  |  |
|  | Waga |  |  |  |  |  |  |  |
|  | Powtórzenia |  |  |  |  |  |  |  |
|  | Waga |  |  |  |  |  |  |  |
|  | Powtórzenia |  |  |  |  |  |  |  |
|  | Waga |  |  |  |  |  |  |  |
|  | Powtórzenia |  |  |  |  |  |  |  |
|  | Waga |  |  |  |  |  |  |  |
|  | Powtórzenia |  |  |  |  |  |  |  |
|  | Waga |  |  |  |  |  |  |  |

| Kardio | Czas | Dystans | Tętno | Spalone kalorie |
|---|---|---|---|---|
|  |  |  |  |  |
|  |  |  |  |  |
|  |  |  |  |  |

## Pomiary

| Szyja | Prawy biceps | lewy biceps | Klatka piersiowa | Talia | Biodra | Prawe udo | Lewe udo | Łydka |
|---|---|---|---|---|---|---|---|---|
|  |  |  |  |  |  |  |  |  |
|  |  |  |  |  |  |  |  |  |
|  |  |  |  |  |  |  |  |  |

**Data:** _____  **Grupa mięśniowa:** _____

P W S C P S N   **Czas rozpoczęcia:** _____
○ ○ ○ ○ ○ ○ ○
**Waga:** _____   **Czas zakończenia:** _____

☐ **Górna część ciała:**  ☐ **Dolnej części ciała:**  ☐ **Abs**

| Ćwiczenia: | Ustawić: | 1 | 2 | 3 | 4 | 5 | 6 | 7 |
|---|---|---|---|---|---|---|---|---|
| | Powtórzenia | | | | | | | |
| | Waga | | | | | | | |
| | Powtórzenia | | | | | | | |
| | Waga | | | | | | | |
| | Powtórzenia | | | | | | | |
| | Waga | | | | | | | |
| | Powtórzenia | | | | | | | |
| | Waga | | | | | | | |
| | Powtórzenia | | | | | | | |
| | Waga | | | | | | | |
| | Powtórzenia | | | | | | | |
| | Waga | | | | | | | |
| | Powtórzenia | | | | | | | |
| | Waga | | | | | | | |
| | Powtórzenia | | | | | | | |
| | Waga | | | | | | | |

| Kardio | Czas | Dystans | Tętno | Spalone kalorie |
|---|---|---|---|---|
| | | | | |
| | | | | |
| | | | | |

## Pomiary

| Szyja | Prawy biceps | lewy biceps | Klatka piersiowa | Talia | Biodra | Prawe udo | Lewe udo | Łydka |
|---|---|---|---|---|---|---|---|---|
| | | | | | | | | |
| | | | | | | | | |
| | | | | | | | | |

Data: _____  Grupa mięśniowa: _____

P  W  S  C  P  S  N   Czas rozpoczęcia: _____
○  ○  ○  ○  ○  ○  ○
Waga: _____   Czas zakończenia: _____

☐ Górna część ciała:   ☐ Dolnej części ciała:   ☐ Abs

| Ćwiczenia: | Ustawić: | 1 | 2 | 3 | 4 | 5 | 6 | 7 |
|---|---|---|---|---|---|---|---|---|
|  | Powtórzenia |  |  |  |  |  |  |  |
|  | Waga |  |  |  |  |  |  |  |
|  | Powtórzenia |  |  |  |  |  |  |  |
|  | Waga |  |  |  |  |  |  |  |
|  | Powtórzenia |  |  |  |  |  |  |  |
|  | Waga |  |  |  |  |  |  |  |
|  | Powtórzenia |  |  |  |  |  |  |  |
|  | Waga |  |  |  |  |  |  |  |
|  | Powtórzenia |  |  |  |  |  |  |  |
|  | Waga |  |  |  |  |  |  |  |
|  | Powtórzenia |  |  |  |  |  |  |  |
|  | Waga |  |  |  |  |  |  |  |
|  | Powtórzenia |  |  |  |  |  |  |  |
|  | Waga |  |  |  |  |  |  |  |
|  | Powtórzenia |  |  |  |  |  |  |  |
|  | Waga |  |  |  |  |  |  |  |

| Kardio | Czas | Dystans | Tętno | Spalone kalorie |
|---|---|---|---|---|
|  |  |  |  |  |
|  |  |  |  |  |
|  |  |  |  |  |

## Pomiary

| Szyja | Prawy biceps | lewy biceps | Klatka piersiowa | Talia | Biodra | Prawe udo | Lewe udo | Łydka |
|---|---|---|---|---|---|---|---|---|
|  |  |  |  |  |  |  |  |  |
|  |  |  |  |  |  |  |  |  |
|  |  |  |  |  |  |  |  |  |

Data: _____  Grupa mięśniowa: _____

P  W  S  C  P  S  N  Czas rozpoczęcia: _____
○  ○  ○  ○  ○  ○  ○

Waga: _____  Czas zakończenia: _____

☐ Górna część ciała:   ☐ Dolnej części ciała:   ☐ Abs

| Ćwiczenia: | Ustawić: | 1 | 2 | 3 | 4 | 5 | 6 | 7 |
|---|---|---|---|---|---|---|---|---|
|  | Powtórzenia |  |  |  |  |  |  |  |
|  | Waga |  |  |  |  |  |  |  |
|  | Powtórzenia |  |  |  |  |  |  |  |
|  | Waga |  |  |  |  |  |  |  |
|  | Powtórzenia |  |  |  |  |  |  |  |
|  | Waga |  |  |  |  |  |  |  |
|  | Powtórzenia |  |  |  |  |  |  |  |
|  | Waga |  |  |  |  |  |  |  |
|  | Powtórzenia |  |  |  |  |  |  |  |
|  | Waga |  |  |  |  |  |  |  |
|  | Powtórzenia |  |  |  |  |  |  |  |
|  | Waga |  |  |  |  |  |  |  |
|  | Powtórzenia |  |  |  |  |  |  |  |
|  | Waga |  |  |  |  |  |  |  |
|  | Powtórzenia |  |  |  |  |  |  |  |
|  | Waga |  |  |  |  |  |  |  |

| Kardio | Czas | Dystans | Tętno | Spalone kalorie |
|---|---|---|---|---|
|  |  |  |  |  |
|  |  |  |  |  |
|  |  |  |  |  |

## Pomiary

| Szyja | Prawy biceps | lewy biceps | Klatka piersiowa | Talia | Biodra | Prawe udo | Lewe udo | Łydka |
|---|---|---|---|---|---|---|---|---|
|  |  |  |  |  |  |  |  |  |
|  |  |  |  |  |  |  |  |  |
|  |  |  |  |  |  |  |  |  |

Data: _____ Grupa mięśniowa: _____

P  W  S  C  P  S  N    Czas rozpoczęcia: _____
○  ○  ○  ○  ○  ○  ○

Waga: _____    Czas zakończenia: _____

☐ Górna część ciała:   ☐ Dolnej części ciała:   ☐ Abs

| Ćwiczenia: | Ustawić: | 1 | 2 | 3 | 4 | 5 | 6 | 7 |
|---|---|---|---|---|---|---|---|---|
|  | Powtórzenia |  |  |  |  |  |  |  |
|  | Waga |  |  |  |  |  |  |  |
|  | Powtórzenia |  |  |  |  |  |  |  |
|  | Waga |  |  |  |  |  |  |  |
|  | Powtórzenia |  |  |  |  |  |  |  |
|  | Waga |  |  |  |  |  |  |  |
|  | Powtórzenia |  |  |  |  |  |  |  |
|  | Waga |  |  |  |  |  |  |  |
|  | Powtórzenia |  |  |  |  |  |  |  |
|  | Waga |  |  |  |  |  |  |  |
|  | Powtórzenia |  |  |  |  |  |  |  |
|  | Waga |  |  |  |  |  |  |  |
|  | Powtórzenia |  |  |  |  |  |  |  |
|  | Waga |  |  |  |  |  |  |  |
|  | Powtórzenia |  |  |  |  |  |  |  |
|  | Waga |  |  |  |  |  |  |  |

| Kardio | Czas | Dystans | Tętno | Spalone kalorie |
|---|---|---|---|---|
|  |  |  |  |  |
|  |  |  |  |  |
|  |  |  |  |  |

## Pomiary

| Szyja | Prawy biceps | lewy biceps | Klatka piersiowa | Talia | Biodra | Prawe udo | Lewe udo | Łydka |
|---|---|---|---|---|---|---|---|---|
|  |  |  |  |  |  |  |  |  |
|  |  |  |  |  |  |  |  |  |
|  |  |  |  |  |  |  |  |  |

**Data:** _____  **Grupa mięśniowa:** _____

P  W  S  C  P  S  N  **Czas rozpoczęcia:** _____
○  ○  ○  ○  ○  ○  ○

**Waga:** _____  **Czas zakończenia:** _____

☐ **Górna część ciała:**  ☐ **Dolnej części ciała:**  ☐ **Abs**

| Ćwiczenia: | Ustawić: | 1 | 2 | 3 | 4 | 5 | 6 | 7 |
|---|---|---|---|---|---|---|---|---|
| | Powtórzenia | | | | | | | |
| | Waga | | | | | | | |
| | Powtórzenia | | | | | | | |
| | Waga | | | | | | | |
| | Powtórzenia | | | | | | | |
| | Waga | | | | | | | |
| | Powtórzenia | | | | | | | |
| | Waga | | | | | | | |
| | Powtórzenia | | | | | | | |
| | Waga | | | | | | | |
| | Powtórzenia | | | | | | | |
| | Waga | | | | | | | |
| | Powtórzenia | | | | | | | |
| | Waga | | | | | | | |
| | Powtórzenia | | | | | | | |
| | Waga | | | | | | | |

| Kardio | Czas | Dystans | Tętno | Spalone kalorie |
|---|---|---|---|---|
| | | | | |
| | | | | |
| | | | | |
| | | | | |

## Pomiary

| Szyja | Prawy biceps | lewy biceps | Klatka piersiowa | Talia | Biodra | Prawe udo | Lewe udo | Łydka |
|---|---|---|---|---|---|---|---|---|
| | | | | | | | | |
| | | | | | | | | |
| | | | | | | | | |

Data: _____   Grupa mięśniowa: _____

P  W  S  C  P  S  N     Czas rozpoczęcia: _____
○  ○  ○  ○  ○  ○        
Waga: _____   Czas zakończenia: _____

☐ Górna część ciała:   ☐ Dolnej części ciała:   ☐ Abs

| Ćwiczenia: | Ustawić: | 1 | 2 | 3 | 4 | 5 | 6 | 7 |
|---|---|---|---|---|---|---|---|---|
| | Powtórzenia | | | | | | | |
| | Waga | | | | | | | |
| | Powtórzenia | | | | | | | |
| | Waga | | | | | | | |
| | Powtórzenia | | | | | | | |
| | Waga | | | | | | | |
| | Powtórzenia | | | | | | | |
| | Waga | | | | | | | |
| | Powtórzenia | | | | | | | |
| | Waga | | | | | | | |
| | Powtórzenia | | | | | | | |
| | Waga | | | | | | | |
| | Powtórzenia | | | | | | | |
| | Waga | | | | | | | |

| Kardio | Czas | Dystans | Tętno | Spalone kalorie |
|---|---|---|---|---|
| | | | | |
| | | | | |
| | | | | |

## Pomiary

| Szyja | Prawy biceps | lewy biceps | Klatka piersiowa | Talia | Biodra | Prawe udo | Lewe udo | Łydka |
|---|---|---|---|---|---|---|---|---|
| | | | | | | | | |
| | | | | | | | | |
| | | | | | | | | |

**Data:** _____  **Grupa mięśniowa:** _____

P  W  S  C  P  S  N    **Czas rozpoczęcia:** _____
○  ○  ○  ○  ○  ○  ○
**Waga:** _____   **Czas zakończenia:** _____

☐ Górna część ciała:   ☐ Dolnej części ciała:   ☐ Abs

| Ćwiczenia: | Ustawić: | 1 | 2 | 3 | 4 | 5 | 6 | 7 |
|---|---|---|---|---|---|---|---|---|
|  | Powtórzenia |  |  |  |  |  |  |  |
|  | Waga |  |  |  |  |  |  |  |
|  | Powtórzenia |  |  |  |  |  |  |  |
|  | Waga |  |  |  |  |  |  |  |
|  | Powtórzenia |  |  |  |  |  |  |  |
|  | Waga |  |  |  |  |  |  |  |
|  | Powtórzenia |  |  |  |  |  |  |  |
|  | Waga |  |  |  |  |  |  |  |
|  | Powtórzenia |  |  |  |  |  |  |  |
|  | Waga |  |  |  |  |  |  |  |
|  | Powtórzenia |  |  |  |  |  |  |  |
|  | Waga |  |  |  |  |  |  |  |
|  | Powtórzenia |  |  |  |  |  |  |  |
|  | Waga |  |  |  |  |  |  |  |
|  | Powtórzenia |  |  |  |  |  |  |  |
|  | Waga |  |  |  |  |  |  |  |

| Kardio | Czas | Dystans | Tętno | Spalone kalorie |
|---|---|---|---|---|
|  |  |  |  |  |
|  |  |  |  |  |
|  |  |  |  |  |

## Pomiary

| Szyja | Prawy biceps | lewy biceps | Klatka piersiowa | Talia | Biodra | Prawe udo | Lewe udo | Łydka |
|---|---|---|---|---|---|---|---|---|
|  |  |  |  |  |  |  |  |  |
|  |  |  |  |  |  |  |  |  |
|  |  |  |  |  |  |  |  |  |

Data: _____  Grupa mięśniowa: _____

P  W  S  C  P  S  N      Czas rozpoczęcia: _____
○  ○  ○  ○  ○  ○  ○
Waga: _____   Czas zakończenia: _____

☐ Górna część ciała:   ☐ Dolnej części ciała:   ☐ Abs

| Ćwiczenia: | Ustawić: | 1 | 2 | 3 | 4 | 5 | 6 | 7 |
|---|---|---|---|---|---|---|---|---|
|  | Powtórzenia |  |  |  |  |  |  |  |
|  | Waga |  |  |  |  |  |  |  |
|  | Powtórzenia |  |  |  |  |  |  |  |
|  | Waga |  |  |  |  |  |  |  |
|  | Powtórzenia |  |  |  |  |  |  |  |
|  | Waga |  |  |  |  |  |  |  |
|  | Powtórzenia |  |  |  |  |  |  |  |
|  | Waga |  |  |  |  |  |  |  |
|  | Powtórzenia |  |  |  |  |  |  |  |
|  | Waga |  |  |  |  |  |  |  |
|  | Powtórzenia |  |  |  |  |  |  |  |
|  | Waga |  |  |  |  |  |  |  |
|  | Powtórzenia |  |  |  |  |  |  |  |
|  | Waga |  |  |  |  |  |  |  |
|  | Powtórzenia |  |  |  |  |  |  |  |
|  | Waga |  |  |  |  |  |  |  |

| Kardio | Czas | Dystans | Tętno | Spalone kalorie |
|---|---|---|---|---|
|  |  |  |  |  |
|  |  |  |  |  |
|  |  |  |  |  |

## Pomiary

| Szyja | Prawy biceps | lewy biceps | Klatka piersiowa | Talia | Biodra | Prawe udo | Lewe udo | Łydka |
|---|---|---|---|---|---|---|---|---|
|  |  |  |  |  |  |  |  |  |
|  |  |  |  |  |  |  |  |  |
|  |  |  |  |  |  |  |  |  |

**Data:** _____  **Grupa mięśniowa:** _____

P  W  S  C  P  S  N   **Czas rozpoczęcia:** _____
○  ○  ○  ○  ○  ○  ○

**Waga:** _____   **Czas zakończenia:** _____

☐ **Górna część ciała:**   ☐ **Dolnej części ciała:**   ☐ **Abs**

| Ćwiczenia: | Ustawić: | 1 | 2 | 3 | 4 | 5 | 6 | 7 |
|---|---|---|---|---|---|---|---|---|
|  | Powtórzenia |  |  |  |  |  |  |  |
|  | Waga |  |  |  |  |  |  |  |
|  | Powtórzenia |  |  |  |  |  |  |  |
|  | Waga |  |  |  |  |  |  |  |
|  | Powtórzenia |  |  |  |  |  |  |  |
|  | Waga |  |  |  |  |  |  |  |
|  | Powtórzenia |  |  |  |  |  |  |  |
|  | Waga |  |  |  |  |  |  |  |
|  | Powtórzenia |  |  |  |  |  |  |  |
|  | Waga |  |  |  |  |  |  |  |
|  | Powtórzenia |  |  |  |  |  |  |  |
|  | Waga |  |  |  |  |  |  |  |
|  | Powtórzenia |  |  |  |  |  |  |  |
|  | Waga |  |  |  |  |  |  |  |
|  | Powtórzenia |  |  |  |  |  |  |  |
|  | Waga |  |  |  |  |  |  |  |

| Kardio | Czas | Dystans | Tętno | Spalone kalorie |
|---|---|---|---|---|
|  |  |  |  |  |
|  |  |  |  |  |
|  |  |  |  |  |

## Pomiary

| Szyja | Prawy biceps | lewy biceps | Klatka piersiowa | Talia | Biodra | Prawe udo | Lewe udo | Łydka |
|---|---|---|---|---|---|---|---|---|
|  |  |  |  |  |  |  |  |  |
|  |  |  |  |  |  |  |  |  |
|  |  |  |  |  |  |  |  |  |

**Data:** _____  **Grupa mięśniowa:** _____

P  W  S  C  P  S  N  **Czas rozpoczęcia:** _____
○  ○  ○  ○  ○  ○  ○

**Waga:** _____  **Czas zakończenia:** _____

☐ **Górna część ciała:**  ☐ **Dolnej części ciała:**  ☐ **Abs**

| Ćwiczenia: | Ustawić: | 1 | 2 | 3 | 4 | 5 | 6 | 7 |
|---|---|---|---|---|---|---|---|---|
|  | Powtórzenia |  |  |  |  |  |  |  |
|  | Waga |  |  |  |  |  |  |  |
|  | Powtórzenia |  |  |  |  |  |  |  |
|  | Waga |  |  |  |  |  |  |  |
|  | Powtórzenia |  |  |  |  |  |  |  |
|  | Waga |  |  |  |  |  |  |  |
|  | Powtórzenia |  |  |  |  |  |  |  |
|  | Waga |  |  |  |  |  |  |  |
|  | Powtórzenia |  |  |  |  |  |  |  |
|  | Waga |  |  |  |  |  |  |  |
|  | Powtórzenia |  |  |  |  |  |  |  |
|  | Waga |  |  |  |  |  |  |  |
|  | Powtórzenia |  |  |  |  |  |  |  |
|  | Waga |  |  |  |  |  |  |  |
|  | Powtórzenia |  |  |  |  |  |  |  |
|  | Waga |  |  |  |  |  |  |  |

| Kardio | Czas | Dystans | Tętno | Spalone kalorie |
|---|---|---|---|---|
|  |  |  |  |  |
|  |  |  |  |  |
|  |  |  |  |  |

## Pomiary

| Szyja | Prawy biceps | lewy biceps | Klatka piersiowa | Talia | Biodra | Prawe udo | Lewe udo | Łydka |
|---|---|---|---|---|---|---|---|---|
|  |  |  |  |  |  |  |  |  |
|  |  |  |  |  |  |  |  |  |
|  |  |  |  |  |  |  |  |  |

**Data:** _____  **Grupa mięśniowa:** _____

P  W  S  C  P  S  N    **Czas rozpoczęcia:** _____
○  ○  ○  ○  ○  ○  ○
**Waga:** _____  **Czas zakończenia:** _____

☐ **Górna część ciała:**   ☐ **Dolnej części ciała:**   ☐ **Abs**

| Ćwiczenia: | Ustawić: | 1 | 2 | 3 | 4 | 5 | 6 | 7 |
|---|---|---|---|---|---|---|---|---|
|  | Powtórzenia |  |  |  |  |  |  |  |
|  | Waga |  |  |  |  |  |  |  |
|  | Powtórzenia |  |  |  |  |  |  |  |
|  | Waga |  |  |  |  |  |  |  |
|  | Powtórzenia |  |  |  |  |  |  |  |
|  | Waga |  |  |  |  |  |  |  |
|  | Powtórzenia |  |  |  |  |  |  |  |
|  | Waga |  |  |  |  |  |  |  |
|  | Powtórzenia |  |  |  |  |  |  |  |
|  | Waga |  |  |  |  |  |  |  |
|  | Powtórzenia |  |  |  |  |  |  |  |
|  | Waga |  |  |  |  |  |  |  |
|  | Powtórzenia |  |  |  |  |  |  |  |
|  | Waga |  |  |  |  |  |  |  |
|  | Powtórzenia |  |  |  |  |  |  |  |
|  | Waga |  |  |  |  |  |  |  |

| Kardio | Czas | Dystans | Tętno | Spalone kalorie |
|---|---|---|---|---|
|  |  |  |  |  |
|  |  |  |  |  |
|  |  |  |  |  |

## Pomiary

| Szyja | Prawy biceps | lewy biceps | Klatka piersiowa | Talia | Biodra | Prawe udo | Lewe udo | Łydka |
|---|---|---|---|---|---|---|---|---|
|  |  |  |  |  |  |  |  |  |
|  |  |  |  |  |  |  |  |  |
|  |  |  |  |  |  |  |  |  |

Data: _____      Grupa mięśniowa: _____

P   W   S   C   P   S   N      Czas rozpoczęcia: _____
◯   ◯   ◯   ◯   ◯   ◯   ◯

Waga: _____      Czas zakończenia: _____

☐ Górna część ciała:    ☐ Dolnej części ciała:    ☐ Abs

| Ćwiczenia: | Ustawić: | 1 | 2 | 3 | 4 | 5 | 6 | 7 |
|---|---|---|---|---|---|---|---|---|
|  | Powtórzenia |  |  |  |  |  |  |  |
|  | Waga |  |  |  |  |  |  |  |
|  | Powtórzenia |  |  |  |  |  |  |  |
|  | Waga |  |  |  |  |  |  |  |
|  | Powtórzenia |  |  |  |  |  |  |  |
|  | Waga |  |  |  |  |  |  |  |
|  | Powtórzenia |  |  |  |  |  |  |  |
|  | Waga |  |  |  |  |  |  |  |
|  | Powtórzenia |  |  |  |  |  |  |  |
|  | Waga |  |  |  |  |  |  |  |
|  | Powtórzenia |  |  |  |  |  |  |  |
|  | Waga |  |  |  |  |  |  |  |
|  | Powtórzenia |  |  |  |  |  |  |  |
|  | Waga |  |  |  |  |  |  |  |
|  | Powtórzenia |  |  |  |  |  |  |  |
|  | Waga |  |  |  |  |  |  |  |

| Kardio | Czas | Dystans | Tętno | Spalone kalorie |
|---|---|---|---|---|
|  |  |  |  |  |
|  |  |  |  |  |
|  |  |  |  |  |

## Pomiary

| Szyja | Prawy biceps | lewy biceps | Klatka piersiowa | Talia | Biodra | Prawe udo | Lewe udo | Łydka |
|---|---|---|---|---|---|---|---|---|
|  |  |  |  |  |  |  |  |  |
|  |  |  |  |  |  |  |  |  |
|  |  |  |  |  |  |  |  |  |

**Data:** _____  **Grupa mięśniowa:** _____

P  W  S  C  P  S  N   **Czas rozpoczęcia:** _____
○  ○  ○  ○  ○  ○  ○

**Waga:** _____   **Czas zakończenia:** _____

☐ **Górna część ciała:**   ☐ **Dolnej części ciała:**   ☐ **Abs**

| Ćwiczenia: | Ustawić: | 1 | 2 | 3 | 4 | 5 | 6 | 7 |
|---|---|---|---|---|---|---|---|---|
|  | Powtórzenia |  |  |  |  |  |  |  |
|  | Waga |  |  |  |  |  |  |  |
|  | Powtórzenia |  |  |  |  |  |  |  |
|  | Waga |  |  |  |  |  |  |  |
|  | Powtórzenia |  |  |  |  |  |  |  |
|  | Waga |  |  |  |  |  |  |  |
|  | Powtórzenia |  |  |  |  |  |  |  |
|  | Waga |  |  |  |  |  |  |  |
|  | Powtórzenia |  |  |  |  |  |  |  |
|  | Waga |  |  |  |  |  |  |  |
|  | Powtórzenia |  |  |  |  |  |  |  |
|  | Waga |  |  |  |  |  |  |  |
|  | Powtórzenia |  |  |  |  |  |  |  |
|  | Waga |  |  |  |  |  |  |  |
|  | Powtórzenia |  |  |  |  |  |  |  |
|  | Waga |  |  |  |  |  |  |  |

| Kardio | Czas | Dystans | Tętno | Spalone kalorie |
|---|---|---|---|---|
|  |  |  |  |  |
|  |  |  |  |  |
|  |  |  |  |  |

## Pomiary

| Szyja | Prawy biceps | lewy biceps | Klatka piersiowa | Talia | Biodra | Prawe udo | Lewe udo | Łydka |
|---|---|---|---|---|---|---|---|---|
|  |  |  |  |  |  |  |  |  |
|  |  |  |  |  |  |  |  |  |
|  |  |  |  |  |  |  |  |  |

Data: _____  Grupa mięśniowa: _____

P  W  S  C  P  S  N     Czas rozpoczęcia: _____
○  ○  ○  ○  ○  ○  ○
Waga: _____  Czas zakończenia: _____

☐ Górna część ciała:   ☐ Dolnej części ciała:   ☐ Abs

| Ćwiczenia: | Ustawić: | 1 | 2 | 3 | 4 | 5 | 6 | 7 |
|---|---|---|---|---|---|---|---|---|
|  | Powtórzenia |  |  |  |  |  |  |  |
|  | Waga |  |  |  |  |  |  |  |
|  | Powtórzenia |  |  |  |  |  |  |  |
|  | Waga |  |  |  |  |  |  |  |
|  | Powtórzenia |  |  |  |  |  |  |  |
|  | Waga |  |  |  |  |  |  |  |
|  | Powtórzenia |  |  |  |  |  |  |  |
|  | Waga |  |  |  |  |  |  |  |
|  | Powtórzenia |  |  |  |  |  |  |  |
|  | Waga |  |  |  |  |  |  |  |
|  | Powtórzenia |  |  |  |  |  |  |  |
|  | Waga |  |  |  |  |  |  |  |
|  | Powtórzenia |  |  |  |  |  |  |  |
|  | Waga |  |  |  |  |  |  |  |
|  | Powtórzenia |  |  |  |  |  |  |  |
|  | Waga |  |  |  |  |  |  |  |

| Kardio | Czas | Dystans | Tętno | Spalone kalorie |
|---|---|---|---|---|
|  |  |  |  |  |
|  |  |  |  |  |
|  |  |  |  |  |

## Pomiary

| Szyja | Prawy biceps | lewy biceps | Klatka piersiowa | Talia | Biodra | Prawe udo | Lewe udo | Łydka |
|---|---|---|---|---|---|---|---|---|
|  |  |  |  |  |  |  |  |  |
|  |  |  |  |  |  |  |  |  |
|  |  |  |  |  |  |  |  |  |

**Data:** _____ **Grupa mięśniowa:** _____

P  W  S  C  P  S  N  **Czas rozpoczęcia:** _____
○  ○  ○  ○  ○  ○  ○

**Waga:** _____ **Czas zakończenia:** _____

☐ **Górna część ciała:**   ☐ **Dolnej części ciała:**   ☐ **Abs**

| Ćwiczenia: | Ustawić: | 1 | 2 | 3 | 4 | 5 | 6 | 7 |
|---|---|---|---|---|---|---|---|---|
|  | Powtórzenia |  |  |  |  |  |  |  |
|  | Waga |  |  |  |  |  |  |  |
|  | Powtórzenia |  |  |  |  |  |  |  |
|  | Waga |  |  |  |  |  |  |  |
|  | Powtórzenia |  |  |  |  |  |  |  |
|  | Waga |  |  |  |  |  |  |  |
|  | Powtórzenia |  |  |  |  |  |  |  |
|  | Waga |  |  |  |  |  |  |  |
|  | Powtórzenia |  |  |  |  |  |  |  |
|  | Waga |  |  |  |  |  |  |  |
|  | Powtórzenia |  |  |  |  |  |  |  |
|  | Waga |  |  |  |  |  |  |  |
|  | Powtórzenia |  |  |  |  |  |  |  |
|  | Waga |  |  |  |  |  |  |  |
|  | Powtórzenia |  |  |  |  |  |  |  |
|  | Waga |  |  |  |  |  |  |  |

| Kardio | Czas | Dystans | Tętno | Spalone kalorie |
|---|---|---|---|---|
|  |  |  |  |  |
|  |  |  |  |  |
|  |  |  |  |  |

## Pomiary

| Szyja | Prawy biceps | lewy biceps | Klatka piersiowa | Talia | Biodra | Prawe udo | Lewe udo | Łydka |
|---|---|---|---|---|---|---|---|---|
|  |  |  |  |  |  |  |  |  |
|  |  |  |  |  |  |  |  |  |
|  |  |  |  |  |  |  |  |  |

Data: _____ Grupa mięśniowa: _____

P  W  S  C  P  S  N  Czas rozpoczęcia: _____
○  ○  ○  ○  ○  ○  ○

Waga: _____ Czas zakończenia: _____

☐ Górna część ciała:    ☐ Dolnej części ciała:    ☐ Abs

| Ćwiczenia: | Ustawić: | 1 | 2 | 3 | 4 | 5 | 6 | 7 |
|---|---|---|---|---|---|---|---|---|
| | Powtórzenia | | | | | | | |
| | Waga | | | | | | | |
| | Powtórzenia | | | | | | | |
| | Waga | | | | | | | |
| | Powtórzenia | | | | | | | |
| | Waga | | | | | | | |
| | Powtórzenia | | | | | | | |
| | Waga | | | | | | | |
| | Powtórzenia | | | | | | | |
| | Waga | | | | | | | |
| | Powtórzenia | | | | | | | |
| | Waga | | | | | | | |
| | Powtórzenia | | | | | | | |
| | Waga | | | | | | | |
| | Powtórzenia | | | | | | | |
| | Waga | | | | | | | |

| Kardio | Czas | Dystans | Tętno | Spalone kalorie |
|---|---|---|---|---|
| | | | | |
| | | | | |
| | | | | |

## Pomiary

| Szyja | Prawy biceps | lewy biceps | Klatka piersiowa | Talia | Biodra | Prawe udo | Lewe udo | Łydka |
|---|---|---|---|---|---|---|---|---|
| | | | | | | | | |
| | | | | | | | | |
| | | | | | | | | |

**Data:** _____ **Grupa mięśniowa:** _____

P W S C P S N  **Czas rozpoczęcia:** _____
○ ○ ○ ○ ○ ○ ○
**Waga:** _____ **Czas zakończenia:** _____

☐ **Górna część ciała:**    ☐ **Dolnej części ciała:**    ☐ **Abs**

| Ćwiczenia: | Ustawić: | 1 | 2 | 3 | 4 | 5 | 6 | 7 |
|---|---|---|---|---|---|---|---|---|
|  | Powtórzenia |  |  |  |  |  |  |  |
|  | Waga |  |  |  |  |  |  |  |
|  | Powtórzenia |  |  |  |  |  |  |  |
|  | Waga |  |  |  |  |  |  |  |
|  | Powtórzenia |  |  |  |  |  |  |  |
|  | Waga |  |  |  |  |  |  |  |
|  | Powtórzenia |  |  |  |  |  |  |  |
|  | Waga |  |  |  |  |  |  |  |
|  | Powtórzenia |  |  |  |  |  |  |  |
|  | Waga |  |  |  |  |  |  |  |
|  | Powtórzenia |  |  |  |  |  |  |  |
|  | Waga |  |  |  |  |  |  |  |
|  | Powtórzenia |  |  |  |  |  |  |  |
|  | Waga |  |  |  |  |  |  |  |
|  | Powtórzenia |  |  |  |  |  |  |  |
|  | Waga |  |  |  |  |  |  |  |

| Kardio | Czas | Dystans | Tętno | Spalone kalorie |
|---|---|---|---|---|
|  |  |  |  |  |
|  |  |  |  |  |
|  |  |  |  |  |

## Pomiary

| Szyja | Prawy biceps | lewy biceps | Klatka piersiowa | Talia | Biodra | Prawe udo | Lewe udo | Łydka |
|---|---|---|---|---|---|---|---|---|
|  |  |  |  |  |  |  |  |  |
|  |  |  |  |  |  |  |  |  |
|  |  |  |  |  |  |  |  |  |

Data: _____ Grupa mięśniowa: _____

P  W  S  C  P  S  N   Czas rozpoczęcia: _____
○  ○  ○  ○  ○  ○  ○

Waga: _____  Czas zakończenia: _____

☐ Górna część ciała:   ☐ Dolnej części ciała:   ☐ Abs

| Ćwiczenia: | Ustawić: | 1 | 2 | 3 | 4 | 5 | 6 | 7 |
|---|---|---|---|---|---|---|---|---|
|  | Powtórzenia |  |  |  |  |  |  |  |
|  | Waga |  |  |  |  |  |  |  |
|  | Powtórzenia |  |  |  |  |  |  |  |
|  | Waga |  |  |  |  |  |  |  |
|  | Powtórzenia |  |  |  |  |  |  |  |
|  | Waga |  |  |  |  |  |  |  |
|  | Powtórzenia |  |  |  |  |  |  |  |
|  | Waga |  |  |  |  |  |  |  |
|  | Powtórzenia |  |  |  |  |  |  |  |
|  | Waga |  |  |  |  |  |  |  |
|  | Powtórzenia |  |  |  |  |  |  |  |
|  | Waga |  |  |  |  |  |  |  |
|  | Powtórzenia |  |  |  |  |  |  |  |
|  | Waga |  |  |  |  |  |  |  |
|  | Powtórzenia |  |  |  |  |  |  |  |
|  | Waga |  |  |  |  |  |  |  |

| Kardio | Czas | Dystans | Tętno | Spalone kalorie |
|---|---|---|---|---|
|  |  |  |  |  |
|  |  |  |  |  |
|  |  |  |  |  |

## Pomiary

| Szyja | Prawy biceps | lewy biceps | Klatka piersiowa | Talia | Biodra | Prawe udo | Lewe udo | Łydka |
|---|---|---|---|---|---|---|---|---|
|  |  |  |  |  |  |  |  |  |
|  |  |  |  |  |  |  |  |  |
|  |  |  |  |  |  |  |  |  |

**Data:** _____  **Grupa mięśniowa:** _____

P  W  S  C  P  S  N  **Czas rozpoczęcia:** _____
○  ○  ○  ○  ○  ○  ○
**Waga:** _____  **Czas zakończenia:** _____

☐ **Górna część ciała:**   ☐ **Dolnej części ciała:**   ☐ **Abs**

| Ćwiczenia: | Ustawić: | 1 | 2 | 3 | 4 | 5 | 6 | 7 |
|---|---|---|---|---|---|---|---|---|
|  | Powtórzenia |  |  |  |  |  |  |  |
|  | Waga |  |  |  |  |  |  |  |
|  | Powtórzenia |  |  |  |  |  |  |  |
|  | Waga |  |  |  |  |  |  |  |
|  | Powtórzenia |  |  |  |  |  |  |  |
|  | Waga |  |  |  |  |  |  |  |
|  | Powtórzenia |  |  |  |  |  |  |  |
|  | Waga |  |  |  |  |  |  |  |
|  | Powtórzenia |  |  |  |  |  |  |  |
|  | Waga |  |  |  |  |  |  |  |
|  | Powtórzenia |  |  |  |  |  |  |  |
|  | Waga |  |  |  |  |  |  |  |
|  | Powtórzenia |  |  |  |  |  |  |  |
|  | Waga |  |  |  |  |  |  |  |
|  | Powtórzenia |  |  |  |  |  |  |  |
|  | Waga |  |  |  |  |  |  |  |

| Kardio | Czas | Dystans | Tętno | Spalone kalorie |
|---|---|---|---|---|
|  |  |  |  |  |
|  |  |  |  |  |
|  |  |  |  |  |

## Pomiary

| Szyja | Prawy biceps | lewy biceps | Klatka piersiowa | Talia | Biodra | Prawe udo | Lewe udo | Łydka |
|---|---|---|---|---|---|---|---|---|
|  |  |  |  |  |  |  |  |  |
|  |  |  |  |  |  |  |  |  |
|  |  |  |  |  |  |  |  |  |

**Data:** _____ **Grupa mięśniowa:** _____

P  W  S  C  P  S  N  
○  ○  ○  ○  ○  ○  ○   **Czas rozpoczęcia:** _____

**Waga:** _____ **Czas zakończenia:** _____

☐ Górna część ciała:   ☐ Dolnej części ciała:   ☐ Abs

| Ćwiczenia: | Ustawić: | 1 | 2 | 3 | 4 | 5 | 6 | 7 |
|---|---|---|---|---|---|---|---|---|
|  | Powtórzenia |  |  |  |  |  |  |  |
|  | Waga |  |  |  |  |  |  |  |
|  | Powtórzenia |  |  |  |  |  |  |  |
|  | Waga |  |  |  |  |  |  |  |
|  | Powtórzenia |  |  |  |  |  |  |  |
|  | Waga |  |  |  |  |  |  |  |
|  | Powtórzenia |  |  |  |  |  |  |  |
|  | Waga |  |  |  |  |  |  |  |
|  | Powtórzenia |  |  |  |  |  |  |  |
|  | Waga |  |  |  |  |  |  |  |
|  | Powtórzenia |  |  |  |  |  |  |  |
|  | Waga |  |  |  |  |  |  |  |
|  | Powtórzenia |  |  |  |  |  |  |  |
|  | Waga |  |  |  |  |  |  |  |
|  | Powtórzenia |  |  |  |  |  |  |  |
|  | Waga |  |  |  |  |  |  |  |

| Kardio | Czas | Dystans | Tętno | Spalone kalorie |
|---|---|---|---|---|
|  |  |  |  |  |
|  |  |  |  |  |
|  |  |  |  |  |

## Pomiary

| Szyja | Prawy biceps | lewy biceps | Klatka piersiowa | Talia | Biodra | Prawe udo | Lewe udo | Łydka |
|---|---|---|---|---|---|---|---|---|
|  |  |  |  |  |  |  |  |  |
|  |  |  |  |  |  |  |  |  |
|  |  |  |  |  |  |  |  |  |

Data: _____ Grupa mięśniowa: _____

P W S C P S N  Czas rozpoczęcia: _____
○ ○ ○ ○ ○ ○ ○
Waga: _____  Czas zakończenia: _____

☐ Górna część ciała:   ☐ Dolnej części ciała:   ☐ Abs

| Ćwiczenia: | Ustawić: | 1 | 2 | 3 | 4 | 5 | 6 | 7 |
|---|---|---|---|---|---|---|---|---|
|  | Powtórzenia |  |  |  |  |  |  |  |
|  | Waga |  |  |  |  |  |  |  |
|  | Powtórzenia |  |  |  |  |  |  |  |
|  | Waga |  |  |  |  |  |  |  |
|  | Powtórzenia |  |  |  |  |  |  |  |
|  | Waga |  |  |  |  |  |  |  |
|  | Powtórzenia |  |  |  |  |  |  |  |
|  | Waga |  |  |  |  |  |  |  |
|  | Powtórzenia |  |  |  |  |  |  |  |
|  | Waga |  |  |  |  |  |  |  |
|  | Powtórzenia |  |  |  |  |  |  |  |
|  | Waga |  |  |  |  |  |  |  |
|  | Powtórzenia |  |  |  |  |  |  |  |
|  | Waga |  |  |  |  |  |  |  |
|  | Powtórzenia |  |  |  |  |  |  |  |
|  | Waga |  |  |  |  |  |  |  |

| Kardio | Czas | Dystans | Tętno | Spalone kalorie |
|---|---|---|---|---|
|  |  |  |  |  |
|  |  |  |  |  |
|  |  |  |  |  |

## Pomiary

| Szyja | Prawy biceps | lewy biceps | Klatka piersiowa | Talia | Biodra | Prawe udo | Lewe udo | Łydka |
|---|---|---|---|---|---|---|---|---|
|  |  |  |  |  |  |  |  |  |
|  |  |  |  |  |  |  |  |  |
|  |  |  |  |  |  |  |  |  |

Data: _____  Grupa mięśniowa: _____

P  W  S  C  P  S  N   Czas rozpoczęcia: _____
○  ○  ○  ○  ○  ○

Waga: _____  Czas zakończenia: _____

☐ Górna część ciała:   ☐ Dolnej części ciała:   ☐ Abs

| Ćwiczenia: | Ustawić: | 1 | 2 | 3 | 4 | 5 | 6 | 7 |
|---|---|---|---|---|---|---|---|---|
|  | Powtórzenia |  |  |  |  |  |  |  |
|  | Waga |  |  |  |  |  |  |  |
|  | Powtórzenia |  |  |  |  |  |  |  |
|  | Waga |  |  |  |  |  |  |  |
|  | Powtórzenia |  |  |  |  |  |  |  |
|  | Waga |  |  |  |  |  |  |  |
|  | Powtórzenia |  |  |  |  |  |  |  |
|  | Waga |  |  |  |  |  |  |  |
|  | Powtórzenia |  |  |  |  |  |  |  |
|  | Waga |  |  |  |  |  |  |  |
|  | Powtórzenia |  |  |  |  |  |  |  |
|  | Waga |  |  |  |  |  |  |  |
|  | Powtórzenia |  |  |  |  |  |  |  |
|  | Waga |  |  |  |  |  |  |  |
|  | Powtórzenia |  |  |  |  |  |  |  |
|  | Waga |  |  |  |  |  |  |  |

| Kardio | Czas | Dystans | Tętno | Spalone kalorie |
|---|---|---|---|---|
|  |  |  |  |  |
|  |  |  |  |  |
|  |  |  |  |  |

## Pomiary

| Szyja | Prawy biceps | lewy biceps | Klatka piersiowa | Talia | Biodra | Prawe udo | Lewe udo | Łydka |
|---|---|---|---|---|---|---|---|---|
|  |  |  |  |  |  |  |  |  |
|  |  |  |  |  |  |  |  |  |
|  |  |  |  |  |  |  |  |  |

Data: _____  Grupa mięśniowa: _____

P W S C P S N  Czas rozpoczęcia: _____
○ ○ ○ ○ ○ ○ ○
Waga: _____  Czas zakończenia: _____

☐ Górna część ciała:   ☐ Dolnej części ciała:   ☐ Abs

| Ćwiczenia: | Ustawić: | 1 | 2 | 3 | 4 | 5 | 6 | 7 |
|---|---|---|---|---|---|---|---|---|
|  | Powtórzenia |  |  |  |  |  |  |  |
|  | Waga |  |  |  |  |  |  |  |
|  | Powtórzenia |  |  |  |  |  |  |  |
|  | Waga |  |  |  |  |  |  |  |
|  | Powtórzenia |  |  |  |  |  |  |  |
|  | Waga |  |  |  |  |  |  |  |
|  | Powtórzenia |  |  |  |  |  |  |  |
|  | Waga |  |  |  |  |  |  |  |
|  | Powtórzenia |  |  |  |  |  |  |  |
|  | Waga |  |  |  |  |  |  |  |
|  | Powtórzenia |  |  |  |  |  |  |  |
|  | Waga |  |  |  |  |  |  |  |
|  | Powtórzenia |  |  |  |  |  |  |  |
|  | Waga |  |  |  |  |  |  |  |
|  | Powtórzenia |  |  |  |  |  |  |  |
|  | Waga |  |  |  |  |  |  |  |

| Kardio | Czas | Dystans | Tętno | Spalone kalorie |
|---|---|---|---|---|
|  |  |  |  |  |
|  |  |  |  |  |
|  |  |  |  |  |

## Pomiary

| Szyja | Prawy biceps | lewy biceps | Klatka piersiowa | Talia | Biodra | Prawe udo | Lewe udo | Łydka |
|---|---|---|---|---|---|---|---|---|
|  |  |  |  |  |  |  |  |  |
|  |  |  |  |  |  |  |  |  |
|  |  |  |  |  |  |  |  |  |

Data: _____  Grupa mięśniowa: _____

P  W  S  C  P  S  N   Czas rozpoczęcia: _____
○  ○  ○  ○  ○  ○

Waga: _____  Czas zakończenia: _____

☐ Górna część ciała:   ☐ Dolnej części ciała:   ☐ Abs

| Ćwiczenia: | Ustawić: | 1 | 2 | 3 | 4 | 5 | 6 | 7 |
|---|---|---|---|---|---|---|---|---|
|  | Powtórzenia |  |  |  |  |  |  |  |
|  | Waga |  |  |  |  |  |  |  |
|  | Powtórzenia |  |  |  |  |  |  |  |
|  | Waga |  |  |  |  |  |  |  |
|  | Powtórzenia |  |  |  |  |  |  |  |
|  | Waga |  |  |  |  |  |  |  |
|  | Powtórzenia |  |  |  |  |  |  |  |
|  | Waga |  |  |  |  |  |  |  |
|  | Powtórzenia |  |  |  |  |  |  |  |
|  | Waga |  |  |  |  |  |  |  |
|  | Powtórzenia |  |  |  |  |  |  |  |
|  | Waga |  |  |  |  |  |  |  |
|  | Powtórzenia |  |  |  |  |  |  |  |
|  | Waga |  |  |  |  |  |  |  |
|  | Powtórzenia |  |  |  |  |  |  |  |
|  | Waga |  |  |  |  |  |  |  |

| Kardio | Czas | Dystans | Tętno | Spalone kalorie |
|---|---|---|---|---|
|  |  |  |  |  |
|  |  |  |  |  |
|  |  |  |  |  |

## Pomiary

| Szyja | Prawy biceps | lewy biceps | Klatka piersiowa | Talia | Biodra | Prawe udo | Lewe udo | Łydka |
|---|---|---|---|---|---|---|---|---|
|  |  |  |  |  |  |  |  |  |
|  |  |  |  |  |  |  |  |  |
|  |  |  |  |  |  |  |  |  |

**Data:** _____   **Grupa mięśniowa:** _____

P  W  S  C  P  S  N     **Czas rozpoczęcia:** _____
○  ○  ○  ○  ○  ○  ○

**Waga:** _____   **Czas zakończenia:** _____

☐ **Górna część ciała:**   ☐ **Dolnej części ciała:**   ☐ **Abs**

| Ćwiczenia: | Ustawić: | 1 | 2 | 3 | 4 | 5 | 6 | 7 |
|---|---|---|---|---|---|---|---|---|
|  | Powtórzenia |  |  |  |  |  |  |  |
|  | Waga |  |  |  |  |  |  |  |
|  | Powtórzenia |  |  |  |  |  |  |  |
|  | Waga |  |  |  |  |  |  |  |
|  | Powtórzenia |  |  |  |  |  |  |  |
|  | Waga |  |  |  |  |  |  |  |
|  | Powtórzenia |  |  |  |  |  |  |  |
|  | Waga |  |  |  |  |  |  |  |
|  | Powtórzenia |  |  |  |  |  |  |  |
|  | Waga |  |  |  |  |  |  |  |
|  | Powtórzenia |  |  |  |  |  |  |  |
|  | Waga |  |  |  |  |  |  |  |
|  | Powtórzenia |  |  |  |  |  |  |  |
|  | Waga |  |  |  |  |  |  |  |
|  | Powtórzenia |  |  |  |  |  |  |  |
|  | Waga |  |  |  |  |  |  |  |

| Kardio | Czas | Dystans | Tętno | Spalone kalorie |
|---|---|---|---|---|
|  |  |  |  |  |
|  |  |  |  |  |
|  |  |  |  |  |

## Pomiary

| Szyja | Prawy biceps | lewy biceps | Klatka piersiowa | Talia | Biodra | Prawe udo | Lewe udo | Łydka |
|---|---|---|---|---|---|---|---|---|
|  |  |  |  |  |  |  |  |  |
|  |  |  |  |  |  |  |  |  |
|  |  |  |  |  |  |  |  |  |

Data: _____    Grupa mięśniowa: _____

P  W  S  C  P  S  N     Czas rozpoczęcia: _____
○  ○  ○  ○  ○  ○  ○

Waga: _____    Czas zakończenia: _____

☐ Górna część ciała:   ☐ Dolnej części ciała:   ☐ Abs

| Ćwiczenia: | Ustawić: | 1 | 2 | 3 | 4 | 5 | 6 | 7 |
|---|---|---|---|---|---|---|---|---|
|  | Powtórzenia |  |  |  |  |  |  |  |
|  | Waga |  |  |  |  |  |  |  |
|  | Powtórzenia |  |  |  |  |  |  |  |
|  | Waga |  |  |  |  |  |  |  |
|  | Powtórzenia |  |  |  |  |  |  |  |
|  | Waga |  |  |  |  |  |  |  |
|  | Powtórzenia |  |  |  |  |  |  |  |
|  | Waga |  |  |  |  |  |  |  |
|  | Powtórzenia |  |  |  |  |  |  |  |
|  | Waga |  |  |  |  |  |  |  |
|  | Powtórzenia |  |  |  |  |  |  |  |
|  | Waga |  |  |  |  |  |  |  |
|  | Powtórzenia |  |  |  |  |  |  |  |
|  | Waga |  |  |  |  |  |  |  |
|  | Powtórzenia |  |  |  |  |  |  |  |
|  | Waga |  |  |  |  |  |  |  |

| Kardio | Czas | Dystans | Tętno | Spalone kalorie |
|---|---|---|---|---|
|  |  |  |  |  |
|  |  |  |  |  |
|  |  |  |  |  |

## Pomiary

| Szyja | Prawy biceps | lewy biceps | Klatka piersiowa | Talia | Biodra | Prawe udo | Lewe udo | Łydka |
|---|---|---|---|---|---|---|---|---|
|  |  |  |  |  |  |  |  |  |
|  |  |  |  |  |  |  |  |  |
|  |  |  |  |  |  |  |  |  |

**Data:** _____  **Grupa mięśniowa:** _____

P ○  W ○  S ○  C ○  P ○  S ○  N ○   **Czas rozpoczęcia:** _____

**Waga:** _____  **Czas zakończenia:** _____

☐ Górna część ciała:   ☐ Dolnej części ciała:   ☐ Abs

| Ćwiczenia: | Ustawić: | 1 | 2 | 3 | 4 | 5 | 6 | 7 |
|---|---|---|---|---|---|---|---|---|
|  | Powtórzenia |  |  |  |  |  |  |  |
|  | Waga |  |  |  |  |  |  |  |
|  | Powtórzenia |  |  |  |  |  |  |  |
|  | Waga |  |  |  |  |  |  |  |
|  | Powtórzenia |  |  |  |  |  |  |  |
|  | Waga |  |  |  |  |  |  |  |
|  | Powtórzenia |  |  |  |  |  |  |  |
|  | Waga |  |  |  |  |  |  |  |
|  | Powtórzenia |  |  |  |  |  |  |  |
|  | Waga |  |  |  |  |  |  |  |
|  | Powtórzenia |  |  |  |  |  |  |  |
|  | Waga |  |  |  |  |  |  |  |
|  | Powtórzenia |  |  |  |  |  |  |  |
|  | Waga |  |  |  |  |  |  |  |
|  | Powtórzenia |  |  |  |  |  |  |  |
|  | Waga |  |  |  |  |  |  |  |

| Kardio | Czas | Dystans | Tętno | Spalone kalorie |
|---|---|---|---|---|
|  |  |  |  |  |
|  |  |  |  |  |
|  |  |  |  |  |

## Pomiary

| Szyja | Prawy biceps | lewy biceps | Klatka piersiowa | Talia | Biodra | Prawe udo | Lewe udo | Łydka |
|---|---|---|---|---|---|---|---|---|
|  |  |  |  |  |  |  |  |  |
|  |  |  |  |  |  |  |  |  |
|  |  |  |  |  |  |  |  |  |

Data: _____ Grupa mięśniowa: _____

P  W  S  C  P  S  N     Czas rozpoczęcia: _____
○  ○  ○  ○  ○  ○  ○

Waga: _____   Czas zakończenia: _____

☐ Górna część ciała:   ☐ Dolnej części ciała:   ☐ Abs

| Ćwiczenia: | Ustawić:   | 1 | 2 | 3 | 4 | 5 | 6 | 7 |
|---|---|---|---|---|---|---|---|---|
|   | Powtórzenia |   |   |   |   |   |   |   |
|   | Waga        |   |   |   |   |   |   |   |
|   | Powtórzenia |   |   |   |   |   |   |   |
|   | Waga        |   |   |   |   |   |   |   |
|   | Powtórzenia |   |   |   |   |   |   |   |
|   | Waga        |   |   |   |   |   |   |   |
|   | Powtórzenia |   |   |   |   |   |   |   |
|   | Waga        |   |   |   |   |   |   |   |
|   | Powtórzenia |   |   |   |   |   |   |   |
|   | Waga        |   |   |   |   |   |   |   |
|   | Powtórzenia |   |   |   |   |   |   |   |
|   | Waga        |   |   |   |   |   |   |   |
|   | Powtórzenia |   |   |   |   |   |   |   |
|   | Waga        |   |   |   |   |   |   |   |
|   | Powtórzenia |   |   |   |   |   |   |   |
|   | Waga        |   |   |   |   |   |   |   |

| Kardio | Czas | Dystans | Tętno | Spalone kalorie |
|---|---|---|---|---|
|   |   |   |   |   |
|   |   |   |   |   |
|   |   |   |   |   |

## Pomiary

| Szyja | Prawy biceps | lewy biceps | Klatka piersiowa | Talia | Biodra | Prawe udo | Lewe udo | Łydka |
|---|---|---|---|---|---|---|---|---|
|   |   |   |   |   |   |   |   |   |
|   |   |   |   |   |   |   |   |   |
|   |   |   |   |   |   |   |   |   |

Data: _____  Grupa mięśniowa: _____

P  W  S  C  P  S  N    Czas rozpoczęcia: _____
○  ○  ○  ○  ○  ○  ○
Waga: _____  Czas zakończenia: _____

☐ Górna część ciała:   ☐ Dolnej części ciała:   ☐ Abs

| Ćwiczenia: | Ustawić: | 1 | 2 | 3 | 4 | 5 | 6 | 7 |
|---|---|---|---|---|---|---|---|---|
|  | Powtórzenia |  |  |  |  |  |  |  |
|  | Waga |  |  |  |  |  |  |  |
|  | Powtórzenia |  |  |  |  |  |  |  |
|  | Waga |  |  |  |  |  |  |  |
|  | Powtórzenia |  |  |  |  |  |  |  |
|  | Waga |  |  |  |  |  |  |  |
|  | Powtórzenia |  |  |  |  |  |  |  |
|  | Waga |  |  |  |  |  |  |  |
|  | Powtórzenia |  |  |  |  |  |  |  |
|  | Waga |  |  |  |  |  |  |  |
|  | Powtórzenia |  |  |  |  |  |  |  |
|  | Waga |  |  |  |  |  |  |  |
|  | Powtórzenia |  |  |  |  |  |  |  |
|  | Waga |  |  |  |  |  |  |  |
|  | Powtórzenia |  |  |  |  |  |  |  |
|  | Waga |  |  |  |  |  |  |  |

| Kardio | Czas | Dystans | Tętno | Spalone kalorie |
|---|---|---|---|---|
|  |  |  |  |  |
|  |  |  |  |  |
|  |  |  |  |  |

## Pomiary

| Szyja | Prawy biceps | lewy biceps | Klatka piersiowa | Talia | Biodra | Prawe udo | Lewe udo | Łydka |
|---|---|---|---|---|---|---|---|---|
|  |  |  |  |  |  |  |  |  |
|  |  |  |  |  |  |  |  |  |
|  |  |  |  |  |  |  |  |  |

Data: _____  Grupa mięśniowa: _____

P  W  S  C  P  S  N   Czas rozpoczęcia: _____
○  ○  ○  ○  ○  ○  ○

Waga: _____   Czas zakończenia: _____

☐ Górna część ciała:   ☐ Dolnej części ciała:   ☐ Abs

| Ćwiczenia: | Ustawić: | 1 | 2 | 3 | 4 | 5 | 6 | 7 |
|---|---|---|---|---|---|---|---|---|
|  | Powtórzenia |  |  |  |  |  |  |  |
|  | Waga |  |  |  |  |  |  |  |
|  | Powtórzenia |  |  |  |  |  |  |  |
|  | Waga |  |  |  |  |  |  |  |
|  | Powtórzenia |  |  |  |  |  |  |  |
|  | Waga |  |  |  |  |  |  |  |
|  | Powtórzenia |  |  |  |  |  |  |  |
|  | Waga |  |  |  |  |  |  |  |
|  | Powtórzenia |  |  |  |  |  |  |  |
|  | Waga |  |  |  |  |  |  |  |
|  | Powtórzenia |  |  |  |  |  |  |  |
|  | Waga |  |  |  |  |  |  |  |
|  | Powtórzenia |  |  |  |  |  |  |  |
|  | Waga |  |  |  |  |  |  |  |
|  | Powtórzenia |  |  |  |  |  |  |  |
|  | Waga |  |  |  |  |  |  |  |

| Kardio | Czas | Dystans | Tętno | Spalone kalorie |
|---|---|---|---|---|
|  |  |  |  |  |
|  |  |  |  |  |
|  |  |  |  |  |

## Pomiary

| Szyja | Prawy biceps | lewy biceps | Klatka piersiowa | Talia | Biodra | Prawe udo | Lewe udo | Łydka |
|---|---|---|---|---|---|---|---|---|
|  |  |  |  |  |  |  |  |  |
|  |  |  |  |  |  |  |  |  |
|  |  |  |  |  |  |  |  |  |

**Data:** _____  **Grupa mięśniowa:** _____

P  W  S  C  P  S  N    **Czas rozpoczęcia:** _____
○  ○  ○  ○  ○  ○  ○
**Waga:** _____    **Czas zakończenia:** _____

☐ Górna część ciała:  ☐ Dolnej części ciała:  ☐ Abs

| Ćwiczenia: | Ustawić: | 1 | 2 | 3 | 4 | 5 | 6 | 7 |
|---|---|---|---|---|---|---|---|---|
|  | Powtórzenia |  |  |  |  |  |  |  |
|  | Waga |  |  |  |  |  |  |  |
|  | Powtórzenia |  |  |  |  |  |  |  |
|  | Waga |  |  |  |  |  |  |  |
|  | Powtórzenia |  |  |  |  |  |  |  |
|  | Waga |  |  |  |  |  |  |  |
|  | Powtórzenia |  |  |  |  |  |  |  |
|  | Waga |  |  |  |  |  |  |  |
|  | Powtórzenia |  |  |  |  |  |  |  |
|  | Waga |  |  |  |  |  |  |  |
|  | Powtórzenia |  |  |  |  |  |  |  |
|  | Waga |  |  |  |  |  |  |  |
|  | Powtórzenia |  |  |  |  |  |  |  |
|  | Waga |  |  |  |  |  |  |  |
|  | Powtórzenia |  |  |  |  |  |  |  |
|  | Waga |  |  |  |  |  |  |  |

| Kardio | Czas | Dystans | Tętno | Spalone kalorie |
|---|---|---|---|---|
|  |  |  |  |  |
|  |  |  |  |  |
|  |  |  |  |  |

## Pomiary

| Szyja | Prawy biceps | lewy biceps | Klatka piersiowa | Talia | Biodra | Prawe udo | Lewe udo | Łydka |
|---|---|---|---|---|---|---|---|---|
|  |  |  |  |  |  |  |  |  |
|  |  |  |  |  |  |  |  |  |
|  |  |  |  |  |  |  |  |  |

Data: _____  Grupa mięśniowa: _____

P  W  S  C  P  S  N      Czas rozpoczęcia: _____
○  ○  ○  ○  ○  ○  ○

Waga: _____   Czas zakończenia: _____

☐ Górna część ciała:   ☐ Dolnej części ciała:   ☐ Abs

| Ćwiczenia: | Ustawić: | 1 | 2 | 3 | 4 | 5 | 6 | 7 |
|---|---|---|---|---|---|---|---|---|
| | Powtórzenia | | | | | | | |
| | Waga | | | | | | | |
| | Powtórzenia | | | | | | | |
| | Waga | | | | | | | |
| | Powtórzenia | | | | | | | |
| | Waga | | | | | | | |
| | Powtórzenia | | | | | | | |
| | Waga | | | | | | | |
| | Powtórzenia | | | | | | | |
| | Waga | | | | | | | |
| | Powtórzenia | | | | | | | |
| | Waga | | | | | | | |
| | Powtórzenia | | | | | | | |
| | Waga | | | | | | | |

| Kardio | Czas | Dystans | Tętno | Spalone kalorie |
|---|---|---|---|---|
| | | | | |
| | | | | |
| | | | | |

## Pomiary

| Szyja | Prawy biceps | lewy biceps | Klatka piersiowa | Talia | Biodra | Prawe udo | Lewe udo | Łydka |
|---|---|---|---|---|---|---|---|---|
| | | | | | | | | |
| | | | | | | | | |
| | | | | | | | | |

Data: _____  Grupa mięśniowa: _____

P  W  S  C  P  S  N      Czas rozpoczęcia: _____
○  ○  ○  ○  ○  ○  ○
Waga: _____   Czas zakończenia: _____

☐ Górna część ciała:   ☐ Dolnej części ciała:   ☐ Abs

| Ćwiczenia: | Ustawić: | 1 | 2 | 3 | 4 | 5 | 6 | 7 |
|---|---|---|---|---|---|---|---|---|
|  | Powtórzenia |  |  |  |  |  |  |  |
|  | Waga |  |  |  |  |  |  |  |
|  | Powtórzenia |  |  |  |  |  |  |  |
|  | Waga |  |  |  |  |  |  |  |
|  | Powtórzenia |  |  |  |  |  |  |  |
|  | Waga |  |  |  |  |  |  |  |
|  | Powtórzenia |  |  |  |  |  |  |  |
|  | Waga |  |  |  |  |  |  |  |
|  | Powtórzenia |  |  |  |  |  |  |  |
|  | Waga |  |  |  |  |  |  |  |
|  | Powtórzenia |  |  |  |  |  |  |  |
|  | Waga |  |  |  |  |  |  |  |
|  | Powtórzenia |  |  |  |  |  |  |  |
|  | Waga |  |  |  |  |  |  |  |
|  | Powtórzenia |  |  |  |  |  |  |  |
|  | Waga |  |  |  |  |  |  |  |

| Kardio | Czas | Dystans | Tętno | Spalone kalorie |
|---|---|---|---|---|
|  |  |  |  |  |
|  |  |  |  |  |
|  |  |  |  |  |

## Pomiary

| Szyja | Prawy biceps | lewy biceps | Klatka piersiowa | Talia | Biodra | Prawe udo | Lewe udo | Łydka |
|---|---|---|---|---|---|---|---|---|
|  |  |  |  |  |  |  |  |  |
|  |  |  |  |  |  |  |  |  |
|  |  |  |  |  |  |  |  |  |

Data: _____  Grupa mięśniowa: _____

P  W  S  C  P  S  N     Czas rozpoczęcia: _____
◯  ◯  ◯  ◯  ◯  ◯  ◯

Waga: _____   Czas zakończenia: _____

☐ Górna część ciała: ☐ Dolnej części ciała: ☐ Abs

| Ćwiczenia: | Ustawić: | 1 | 2 | 3 | 4 | 5 | 6 | 7 |
|---|---|---|---|---|---|---|---|---|
|  | Powtórzenia |  |  |  |  |  |  |  |
|  | Waga |  |  |  |  |  |  |  |
|  | Powtórzenia |  |  |  |  |  |  |  |
|  | Waga |  |  |  |  |  |  |  |
|  | Powtórzenia |  |  |  |  |  |  |  |
|  | Waga |  |  |  |  |  |  |  |
|  | Powtórzenia |  |  |  |  |  |  |  |
|  | Waga |  |  |  |  |  |  |  |
|  | Powtórzenia |  |  |  |  |  |  |  |
|  | Waga |  |  |  |  |  |  |  |
|  | Powtórzenia |  |  |  |  |  |  |  |
|  | Waga |  |  |  |  |  |  |  |
|  | Powtórzenia |  |  |  |  |  |  |  |
|  | Waga |  |  |  |  |  |  |  |
|  | Powtórzenia |  |  |  |  |  |  |  |
|  | Waga |  |  |  |  |  |  |  |

| Kardio | Czas | Dystans | Tętno | Spalone kalorie |
|---|---|---|---|---|
|  |  |  |  |  |
|  |  |  |  |  |
|  |  |  |  |  |

## Pomiary

| Szyja | Prawy biceps | lewy biceps | Klatka piersiowa | Talia | Biodra | Prawe udo | Lewe udo | Łydka |
|---|---|---|---|---|---|---|---|---|
|  |  |  |  |  |  |  |  |  |
|  |  |  |  |  |  |  |  |  |
|  |  |  |  |  |  |  |  |  |

**Data:** _____  **Grupa mięśniowa:** _____

P ○  W ○  S ○  C ○  P ○  S ○  N ○   **Czas rozpoczęcia:** _____

**Waga:** _____  **Czas zakończenia:** _____

☐ **Górna część ciała:**   ☐ **Dolnej części ciała:**   ☐ **Abs**

| Ćwiczenia: | Ustawić: | 1 | 2 | 3 | 4 | 5 | 6 | 7 |
|---|---|---|---|---|---|---|---|---|
|  | Powtórzenia |  |  |  |  |  |  |  |
|  | Waga |  |  |  |  |  |  |  |
|  | Powtórzenia |  |  |  |  |  |  |  |
|  | Waga |  |  |  |  |  |  |  |
|  | Powtórzenia |  |  |  |  |  |  |  |
|  | Waga |  |  |  |  |  |  |  |
|  | Powtórzenia |  |  |  |  |  |  |  |
|  | Waga |  |  |  |  |  |  |  |
|  | Powtórzenia |  |  |  |  |  |  |  |
|  | Waga |  |  |  |  |  |  |  |
|  | Powtórzenia |  |  |  |  |  |  |  |
|  | Waga |  |  |  |  |  |  |  |
|  | Powtórzenia |  |  |  |  |  |  |  |
|  | Waga |  |  |  |  |  |  |  |
|  | Powtórzenia |  |  |  |  |  |  |  |
|  | Waga |  |  |  |  |  |  |  |

| Kardio | Czas | Dystans | Tętno | Spalone kalorie |
|---|---|---|---|---|
|  |  |  |  |  |
|  |  |  |  |  |
|  |  |  |  |  |

## Pomiary

| Szyja | Prawy biceps | lewy biceps | Klatka piersiowa | Talia | Biodra | Prawe udo | Lewe udo | Łydka |
|---|---|---|---|---|---|---|---|---|
|  |  |  |  |  |  |  |  |  |
|  |  |  |  |  |  |  |  |  |
|  |  |  |  |  |  |  |  |  |

Data: _____  Grupa mięśniowa: _____

P  W  S  C  P  S  N   Czas rozpoczęcia: _____
◯  ◯  ◯  ◯  ◯  ◯  ◯

Waga: _____   Czas zakończenia: _____

☐ Górna część ciała:   ☐ Dolnej części ciała:   ☐ Abs

| Ćwiczenia: | Ustawić: | 1 | 2 | 3 | 4 | 5 | 6 | 7 |
|---|---|---|---|---|---|---|---|---|
|  | Powtórzenia |  |  |  |  |  |  |  |
|  | Waga |  |  |  |  |  |  |  |
|  | Powtórzenia |  |  |  |  |  |  |  |
|  | Waga |  |  |  |  |  |  |  |
|  | Powtórzenia |  |  |  |  |  |  |  |
|  | Waga |  |  |  |  |  |  |  |
|  | Powtórzenia |  |  |  |  |  |  |  |
|  | Waga |  |  |  |  |  |  |  |
|  | Powtórzenia |  |  |  |  |  |  |  |
|  | Waga |  |  |  |  |  |  |  |
|  | Powtórzenia |  |  |  |  |  |  |  |
|  | Waga |  |  |  |  |  |  |  |
|  | Powtórzenia |  |  |  |  |  |  |  |
|  | Waga |  |  |  |  |  |  |  |
|  | Powtórzenia |  |  |  |  |  |  |  |
|  | Waga |  |  |  |  |  |  |  |

| Kardio | Czas | Dystans | Tętno | Spalone kalorie |
|---|---|---|---|---|
|  |  |  |  |  |
|  |  |  |  |  |
|  |  |  |  |  |

## Pomiary

| Szyja | Prawy biceps | lewy biceps | Klatka piersiowa | Talia | Biodra | Prawe udo | Lewe udo | Łydka |
|---|---|---|---|---|---|---|---|---|
|  |  |  |  |  |  |  |  |  |
|  |  |  |  |  |  |  |  |  |
|  |  |  |  |  |  |  |  |  |

**Data:** _____  **Grupa mięśniowa:** _____

P  W  S  C  P  S  N     **Czas rozpoczęcia:** _____
○  ○  ○  ○  ○  ○  ○

**Waga:** _____  **Czas zakończenia:** _____

☐ **Górna część ciała:**   ☐ **Dolnej części ciała:**   ☐ **Abs**

| Ćwiczenia: | Ustawić: | 1 | 2 | 3 | 4 | 5 | 6 | 7 |
|---|---|---|---|---|---|---|---|---|
|  | Powtórzenia |  |  |  |  |  |  |  |
|  | Waga |  |  |  |  |  |  |  |
|  | Powtórzenia |  |  |  |  |  |  |  |
|  | Waga |  |  |  |  |  |  |  |
|  | Powtórzenia |  |  |  |  |  |  |  |
|  | Waga |  |  |  |  |  |  |  |
|  | Powtórzenia |  |  |  |  |  |  |  |
|  | Waga |  |  |  |  |  |  |  |
|  | Powtórzenia |  |  |  |  |  |  |  |
|  | Waga |  |  |  |  |  |  |  |
|  | Powtórzenia |  |  |  |  |  |  |  |
|  | Waga |  |  |  |  |  |  |  |
|  | Powtórzenia |  |  |  |  |  |  |  |
|  | Waga |  |  |  |  |  |  |  |
|  | Powtórzenia |  |  |  |  |  |  |  |
|  | Waga |  |  |  |  |  |  |  |

| Kardio | Czas | Dystans | Tętno | Spalone kalorie |
|---|---|---|---|---|
|  |  |  |  |  |
|  |  |  |  |  |
|  |  |  |  |  |

## Pomiary

| Szyja | Prawy biceps | lewy biceps | Klatka piersiowa | Talia | Biodra | Prawe udo | Lewe udo | Łydka |
|---|---|---|---|---|---|---|---|---|
|  |  |  |  |  |  |  |  |  |
|  |  |  |  |  |  |  |  |  |
|  |  |  |  |  |  |  |  |  |

Data: _____    Grupa mięśniowa: _____

P  W  S  C  P  S  N      Czas rozpoczęcia: _____
○  ○  ○  ○  ○  ○  ○

Waga: _____    Czas zakończenia: _____

☐ Górna część ciała:   ☐ Dolnej części ciała:   ☐ Abs

| Ćwiczenia: | Ustawić: | 1 | 2 | 3 | 4 | 5 | 6 | 7 |
|---|---|---|---|---|---|---|---|---|
|  | Powtórzenia |  |  |  |  |  |  |  |
|  | Waga |  |  |  |  |  |  |  |
|  | Powtórzenia |  |  |  |  |  |  |  |
|  | Waga |  |  |  |  |  |  |  |
|  | Powtórzenia |  |  |  |  |  |  |  |
|  | Waga |  |  |  |  |  |  |  |
|  | Powtórzenia |  |  |  |  |  |  |  |
|  | Waga |  |  |  |  |  |  |  |
|  | Powtórzenia |  |  |  |  |  |  |  |
|  | Waga |  |  |  |  |  |  |  |
|  | Powtórzenia |  |  |  |  |  |  |  |
|  | Waga |  |  |  |  |  |  |  |
|  | Powtórzenia |  |  |  |  |  |  |  |
|  | Waga |  |  |  |  |  |  |  |
|  | Powtórzenia |  |  |  |  |  |  |  |
|  | Waga |  |  |  |  |  |  |  |

| Kardio | Czas | Dystans | Tętno | Spalone kalorie |
|---|---|---|---|---|
|  |  |  |  |  |
|  |  |  |  |  |
|  |  |  |  |  |

## Pomiary

| Szyja | Prawy biceps | lewy biceps | Klatka piersiowa | Talia | Biodra | Prawe udo | Lewe udo | Łydka |
|---|---|---|---|---|---|---|---|---|
|  |  |  |  |  |  |  |  |  |
|  |  |  |  |  |  |  |  |  |
|  |  |  |  |  |  |  |  |  |

Data: _____   Grupa mięśniowa: _____

P  W  S  C  P  S  N     Czas rozpoczęcia: _____
○  ○  ○  ○  ○  ○  ○
Waga: _____   Czas zakończenia: _____

☐ Górna część ciała:   ☐ Dolnej części ciała:   ☐ Abs

| Ćwiczenia: | Ustawić: | 1 | 2 | 3 | 4 | 5 | 6 | 7 |
|---|---|---|---|---|---|---|---|---|
|  | Powtórzenia |  |  |  |  |  |  |  |
|  | Waga |  |  |  |  |  |  |  |
|  | Powtórzenia |  |  |  |  |  |  |  |
|  | Waga |  |  |  |  |  |  |  |
|  | Powtórzenia |  |  |  |  |  |  |  |
|  | Waga |  |  |  |  |  |  |  |
|  | Powtórzenia |  |  |  |  |  |  |  |
|  | Waga |  |  |  |  |  |  |  |
|  | Powtórzenia |  |  |  |  |  |  |  |
|  | Waga |  |  |  |  |  |  |  |
|  | Powtórzenia |  |  |  |  |  |  |  |
|  | Waga |  |  |  |  |  |  |  |
|  | Powtórzenia |  |  |  |  |  |  |  |
|  | Waga |  |  |  |  |  |  |  |
|  | Powtórzenia |  |  |  |  |  |  |  |
|  | Waga |  |  |  |  |  |  |  |

| Kardio | Czas | Dystans | Tętno | Spalone kalorie |
|---|---|---|---|---|
|  |  |  |  |  |
|  |  |  |  |  |
|  |  |  |  |  |

## Pomiary

| Szyja | Prawy biceps | lewy biceps | Klatka piersiowa | Talia | Biodra | Prawe udo | Lewe udo | Łydka |
|---|---|---|---|---|---|---|---|---|
|  |  |  |  |  |  |  |  |  |
|  |  |  |  |  |  |  |  |  |
|  |  |  |  |  |  |  |  |  |

**Data:** _____  **Grupa mięśniowa:** _____

P ○  W ○  S ○  C ○  P ○  S ○  N ○  **Czas rozpoczęcia:** _____

**Waga:** _____  **Czas zakończenia:** _____

☐ **Górna część ciała:**   ☐ **Dolnej części ciała:**   ☐ **Abs**

| Ćwiczenia: | Ustawić: | 1 | 2 | 3 | 4 | 5 | 6 | 7 |
|---|---|---|---|---|---|---|---|---|
|  | Powtórzenia |  |  |  |  |  |  |  |
|  | Waga |  |  |  |  |  |  |  |
|  | Powtórzenia |  |  |  |  |  |  |  |
|  | Waga |  |  |  |  |  |  |  |
|  | Powtórzenia |  |  |  |  |  |  |  |
|  | Waga |  |  |  |  |  |  |  |
|  | Powtórzenia |  |  |  |  |  |  |  |
|  | Waga |  |  |  |  |  |  |  |
|  | Powtórzenia |  |  |  |  |  |  |  |
|  | Waga |  |  |  |  |  |  |  |
|  | Powtórzenia |  |  |  |  |  |  |  |
|  | Waga |  |  |  |  |  |  |  |
|  | Powtórzenia |  |  |  |  |  |  |  |
|  | Waga |  |  |  |  |  |  |  |
|  | Powtórzenia |  |  |  |  |  |  |  |
|  | Waga |  |  |  |  |  |  |  |

| Kardio | Czas | Dystans | Tętno | Spalone kalorie |
|---|---|---|---|---|
|  |  |  |  |  |
|  |  |  |  |  |
|  |  |  |  |  |

## Pomiary

| Szyja | Prawy biceps | lewy biceps | Klatka piersiowa | Talia | Biodra | Prawe udo | Lewe udo | Łydka |
|---|---|---|---|---|---|---|---|---|
|  |  |  |  |  |  |  |  |  |
|  |  |  |  |  |  |  |  |  |
|  |  |  |  |  |  |  |  |  |

**Data:** _____ **Grupa mięśniowa:** _____

P  W  S  C  P  S  N    **Czas rozpoczęcia:** _____
○  ○  ○  ○  ○  ○  ○

**Waga:** _____   **Czas zakończenia:** _____

☐ **Górna część ciała:**   ☐ **Dolnej części ciała:**   ☐ **Abs**

| Ćwiczenia: | Ustawić: | 1 | 2 | 3 | 4 | 5 | 6 | 7 |
|---|---|---|---|---|---|---|---|---|
|  | Powtórzenia |  |  |  |  |  |  |  |
|  | Waga |  |  |  |  |  |  |  |
|  | Powtórzenia |  |  |  |  |  |  |  |
|  | Waga |  |  |  |  |  |  |  |
|  | Powtórzenia |  |  |  |  |  |  |  |
|  | Waga |  |  |  |  |  |  |  |
|  | Powtórzenia |  |  |  |  |  |  |  |
|  | Waga |  |  |  |  |  |  |  |
|  | Powtórzenia |  |  |  |  |  |  |  |
|  | Waga |  |  |  |  |  |  |  |
|  | Powtórzenia |  |  |  |  |  |  |  |
|  | Waga |  |  |  |  |  |  |  |
|  | Powtórzenia |  |  |  |  |  |  |  |
|  | Waga |  |  |  |  |  |  |  |
|  | Powtórzenia |  |  |  |  |  |  |  |
|  | Waga |  |  |  |  |  |  |  |

| Kardio | Czas | Dystans | Tętno | Spalone kalorie |
|---|---|---|---|---|
|  |  |  |  |  |
|  |  |  |  |  |
|  |  |  |  |  |

## Pomiary

| Szyja | Prawy biceps | lewy biceps | Klatka piersiowa | Talia | Biodra | Prawe udo | Lewe udo | Łydka |
|---|---|---|---|---|---|---|---|---|
|  |  |  |  |  |  |  |  |  |
|  |  |  |  |  |  |  |  |  |
|  |  |  |  |  |  |  |  |  |

**Data:** _____ **Grupa mięśniowa:** _____

P  W  S  C  P  S  N  **Czas rozpoczęcia:** _____
◯  ◯  ◯  ◯  ◯  ◯  ◯

**Waga:** _____ **Czas zakończenia:** _____

☐ **Górna część ciała:** ☐ **Dolnej części ciała:** ☐ **Abs**

| Ćwiczenia: | Ustawić: | 1 | 2 | 3 | 4 | 5 | 6 | 7 |
|---|---|---|---|---|---|---|---|---|
| | Powtórzenia | | | | | | | |
| | Waga | | | | | | | |
| | Powtórzenia | | | | | | | |
| | Waga | | | | | | | |
| | Powtórzenia | | | | | | | |
| | Waga | | | | | | | |
| | Powtórzenia | | | | | | | |
| | Waga | | | | | | | |
| | Powtórzenia | | | | | | | |
| | Waga | | | | | | | |
| | Powtórzenia | | | | | | | |
| | Waga | | | | | | | |
| | Powtórzenia | | | | | | | |
| | Waga | | | | | | | |
| | Powtórzenia | | | | | | | |
| | Waga | | | | | | | |

| Kardio | Czas | Dystans | Tętno | Spalone kalorie |
|---|---|---|---|---|
| | | | | |
| | | | | |
| | | | | |

## Pomiary

| Szyja | Prawy biceps | lewy biceps | Klatka piersiowa | Talia | Biodra | Prawe udo | Lewe udo | Łydka |
|---|---|---|---|---|---|---|---|---|
| | | | | | | | | |
| | | | | | | | | |
| | | | | | | | | |

**Data:** _____  **Grupa mięśniowa:** _____

P  W  S  C  P  S  N     **Czas rozpoczęcia:** _____
○  ○  ○  ○  ○  ○  ○
**Waga:** _____  **Czas zakończenia:** _____

☐ **Górna część ciała:**   ☐ **Dolnej części ciała:**   ☐ **Abs**

| Ćwiczenia: | Ustawić: | 1 | 2 | 3 | 4 | 5 | 6 | 7 |
|---|---|---|---|---|---|---|---|---|
|  | Powtórzenia |  |  |  |  |  |  |  |
|  | Waga |  |  |  |  |  |  |  |
|  | Powtórzenia |  |  |  |  |  |  |  |
|  | Waga |  |  |  |  |  |  |  |
|  | Powtórzenia |  |  |  |  |  |  |  |
|  | Waga |  |  |  |  |  |  |  |
|  | Powtórzenia |  |  |  |  |  |  |  |
|  | Waga |  |  |  |  |  |  |  |
|  | Powtórzenia |  |  |  |  |  |  |  |
|  | Waga |  |  |  |  |  |  |  |
|  | Powtórzenia |  |  |  |  |  |  |  |
|  | Waga |  |  |  |  |  |  |  |
|  | Powtórzenia |  |  |  |  |  |  |  |
|  | Waga |  |  |  |  |  |  |  |
|  | Powtórzenia |  |  |  |  |  |  |  |
|  | Waga |  |  |  |  |  |  |  |

| Kardio | Czas | Dystans | Tętno | Spalone kalorie |
|---|---|---|---|---|
|  |  |  |  |  |
|  |  |  |  |  |
|  |  |  |  |  |

## Pomiary

| Szyja | Prawy biceps | lewy biceps | Klatka piersiowa | Talia | Biodra | Prawe udo | Lewe udo | Łydka |
|---|---|---|---|---|---|---|---|---|
|  |  |  |  |  |  |  |  |  |
|  |  |  |  |  |  |  |  |  |
|  |  |  |  |  |  |  |  |  |

Data: _____  Grupa mięśniowa: _____

P  W  S  C  P  S  N     Czas rozpoczęcia: _____
◯  ◯  ◯  ◯  ◯  ◯  ◯

Waga: _____  Czas zakończenia: _____

☐ Górna część ciała:   ☐ Dolnej części ciała:   ☐ Abs

| Ćwiczenia: | Ustawić: | 1 | 2 | 3 | 4 | 5 | 6 | 7 |
|---|---|---|---|---|---|---|---|---|
|  | Powtórzenia |  |  |  |  |  |  |  |
|  | Waga |  |  |  |  |  |  |  |
|  | Powtórzenia |  |  |  |  |  |  |  |
|  | Waga |  |  |  |  |  |  |  |
|  | Powtórzenia |  |  |  |  |  |  |  |
|  | Waga |  |  |  |  |  |  |  |
|  | Powtórzenia |  |  |  |  |  |  |  |
|  | Waga |  |  |  |  |  |  |  |
|  | Powtórzenia |  |  |  |  |  |  |  |
|  | Waga |  |  |  |  |  |  |  |
|  | Powtórzenia |  |  |  |  |  |  |  |
|  | Waga |  |  |  |  |  |  |  |
|  | Powtórzenia |  |  |  |  |  |  |  |
|  | Waga |  |  |  |  |  |  |  |
|  | Powtórzenia |  |  |  |  |  |  |  |
|  | Waga |  |  |  |  |  |  |  |

| Kardio | Czas | Dystans | Tętno | Spalone kalorie |
|---|---|---|---|---|
|  |  |  |  |  |
|  |  |  |  |  |
|  |  |  |  |  |

## Pomiary

| Szyja | Prawy biceps | lewy biceps | Klatka piersiowa | Talia | Biodra | Prawe udo | Lewe udo | Łydka |
|---|---|---|---|---|---|---|---|---|
|  |  |  |  |  |  |  |  |  |
|  |  |  |  |  |  |  |  |  |
|  |  |  |  |  |  |  |  |  |

Data: _____  Grupa mięśniowa: _____

P  W  S  C  P  S  N    Czas rozpoczęcia: _____
○  ○  ○  ○  ○  ○  ○

Waga: _____  Czas zakończenia: _____

☐ Górna część ciała:    ☐ Dolnej części ciała:    ☐ Abs

| Ćwiczenia: | Ustawić: | 1 | 2 | 3 | 4 | 5 | 6 | 7 |
|---|---|---|---|---|---|---|---|---|
|  | Powtórzenia |  |  |  |  |  |  |  |
|  | Waga |  |  |  |  |  |  |  |
|  | Powtórzenia |  |  |  |  |  |  |  |
|  | Waga |  |  |  |  |  |  |  |
|  | Powtórzenia |  |  |  |  |  |  |  |
|  | Waga |  |  |  |  |  |  |  |
|  | Powtórzenia |  |  |  |  |  |  |  |
|  | Waga |  |  |  |  |  |  |  |
|  | Powtórzenia |  |  |  |  |  |  |  |
|  | Waga |  |  |  |  |  |  |  |
|  | Powtórzenia |  |  |  |  |  |  |  |
|  | Waga |  |  |  |  |  |  |  |
|  | Powtórzenia |  |  |  |  |  |  |  |
|  | Waga |  |  |  |  |  |  |  |
|  | Powtórzenia |  |  |  |  |  |  |  |
|  | Waga |  |  |  |  |  |  |  |

| Kardio | Czas | Dystans | Tętno | Spalone kalorie |
|---|---|---|---|---|
|  |  |  |  |  |
|  |  |  |  |  |
|  |  |  |  |  |

## Pomiary

| Szyja | Prawy biceps | lewy biceps | Klatka piersiowa | Talia | Biodra | Prawe udo | Lewe udo | Łydka |
|---|---|---|---|---|---|---|---|---|
|  |  |  |  |  |  |  |  |  |
|  |  |  |  |  |  |  |  |  |
|  |  |  |  |  |  |  |  |  |

**Data:** _____  **Grupa mięśniowa:** _____

P  W  S  C  P  S  N  **Czas rozpoczęcia:** _____
○  ○  ○  ○  ○  ○  ○

**Waga:** _____  **Czas zakończenia:** _____

☐ **Górna część ciała:**  ☐ **Dolnej części ciała:**  ☐ **Abs**

| Ćwiczenia: | Ustawić: | 1 | 2 | 3 | 4 | 5 | 6 | 7 |
|---|---|---|---|---|---|---|---|---|
|  | Powtórzenia |  |  |  |  |  |  |  |
|  | Waga |  |  |  |  |  |  |  |
|  | Powtórzenia |  |  |  |  |  |  |  |
|  | Waga |  |  |  |  |  |  |  |
|  | Powtórzenia |  |  |  |  |  |  |  |
|  | Waga |  |  |  |  |  |  |  |
|  | Powtórzenia |  |  |  |  |  |  |  |
|  | Waga |  |  |  |  |  |  |  |
|  | Powtórzenia |  |  |  |  |  |  |  |
|  | Waga |  |  |  |  |  |  |  |
|  | Powtórzenia |  |  |  |  |  |  |  |
|  | Waga |  |  |  |  |  |  |  |
|  | Powtórzenia |  |  |  |  |  |  |  |
|  | Waga |  |  |  |  |  |  |  |
|  | Powtórzenia |  |  |  |  |  |  |  |
|  | Waga |  |  |  |  |  |  |  |

| Kardio | Czas | Dystans | Tętno | Spalone kalorie |
|---|---|---|---|---|
|  |  |  |  |  |
|  |  |  |  |  |
|  |  |  |  |  |

## Pomiary

| Szyja | Prawy biceps | lewy biceps | Klatka piersiowa | Talia | Biodra | Prawe udo | Lewe udo | Łydka |
|---|---|---|---|---|---|---|---|---|
|  |  |  |  |  |  |  |  |  |
|  |  |  |  |  |  |  |  |  |
|  |  |  |  |  |  |  |  |  |

**Data:** _____  **Grupa mięśniowa:** _____

P  W  S  C  P  S  N     **Czas rozpoczęcia:** _____
○  ○  ○  ○  ○  ○  ○
**Waga:** _____   **Czas zakończenia:** _____

☐ **Górna część ciała:**   ☐ **Dolnej części ciała:**   ☐ **Abs**

| Ćwiczenia: | Ustawić: | 1 | 2 | 3 | 4 | 5 | 6 | 7 |
|---|---|---|---|---|---|---|---|---|
| | Powtórzenia | | | | | | | |
| | Waga | | | | | | | |
| | Powtórzenia | | | | | | | |
| | Waga | | | | | | | |
| | Powtórzenia | | | | | | | |
| | Waga | | | | | | | |
| | Powtórzenia | | | | | | | |
| | Waga | | | | | | | |
| | Powtórzenia | | | | | | | |
| | Waga | | | | | | | |
| | Powtórzenia | | | | | | | |
| | Waga | | | | | | | |
| | Powtórzenia | | | | | | | |
| | Waga | | | | | | | |
| | Powtórzenia | | | | | | | |
| | Waga | | | | | | | |

| Kardio | Czas | Dystans | Tętno | Spalone kalorie |
|---|---|---|---|---|
| | | | | |
| | | | | |
| | | | | |

## Pomiary

| Szyja | Prawy biceps | lewy biceps | Klatka piersiowa | Talia | Biodra | Prawe udo | Lewe udo | Łydka |
|---|---|---|---|---|---|---|---|---|
| | | | | | | | | |
| | | | | | | | | |
| | | | | | | | | |

Data: _____  Grupa mięśniowa: _____

P W S C P S N  Czas rozpoczęcia: _____
○ ○ ○ ○ ○ ○ ○

Waga: _____  Czas zakończenia: _____

☐ Górna część ciała:    ☐ Dolnej części ciała:    ☐ Abs

| Ćwiczenia: | Ustawić: | 1 | 2 | 3 | 4 | 5 | 6 | 7 |
|---|---|---|---|---|---|---|---|---|
| | Powtórzenia | | | | | | | |
| | Waga | | | | | | | |
| | Powtórzenia | | | | | | | |
| | Waga | | | | | | | |
| | Powtórzenia | | | | | | | |
| | Waga | | | | | | | |
| | Powtórzenia | | | | | | | |
| | Waga | | | | | | | |
| | Powtórzenia | | | | | | | |
| | Waga | | | | | | | |
| | Powtórzenia | | | | | | | |
| | Waga | | | | | | | |
| | Powtórzenia | | | | | | | |
| | Waga | | | | | | | |
| | Powtórzenia | | | | | | | |
| | Waga | | | | | | | |

| Kardio | Czas | Dystans | Tętno | Spalone kalorie |
|---|---|---|---|---|
| | | | | |
| | | | | |
| | | | | |

## Pomiary

| Szyja | Prawy biceps | lewy biceps | Klatka piersiowa | Talia | Biodra | Prawe udo | Lewe udo | Łydka |
|---|---|---|---|---|---|---|---|---|
| | | | | | | | | |
| | | | | | | | | |
| | | | | | | | | |

Data: _____   Grupa mięśniowa: _____

P  W  S  C  P  S  N     Czas rozpoczęcia: _____
○  ○  ○  ○  ○  ○  ○

Waga: _____   Czas zakończenia: _____

☐ Górna część ciała:   ☐ Dolnej części ciała:   ☐ Abs

| Ćwiczenia: | Ustawić: | 1 | 2 | 3 | 4 | 5 | 6 | 7 |
|---|---|---|---|---|---|---|---|---|
|  | Powtórzenia |  |  |  |  |  |  |  |
|  | Waga |  |  |  |  |  |  |  |
|  | Powtórzenia |  |  |  |  |  |  |  |
|  | Waga |  |  |  |  |  |  |  |
|  | Powtórzenia |  |  |  |  |  |  |  |
|  | Waga |  |  |  |  |  |  |  |
|  | Powtórzenia |  |  |  |  |  |  |  |
|  | Waga |  |  |  |  |  |  |  |
|  | Powtórzenia |  |  |  |  |  |  |  |
|  | Waga |  |  |  |  |  |  |  |
|  | Powtórzenia |  |  |  |  |  |  |  |
|  | Waga |  |  |  |  |  |  |  |
|  | Powtórzenia |  |  |  |  |  |  |  |
|  | Waga |  |  |  |  |  |  |  |
|  | Powtórzenia |  |  |  |  |  |  |  |
|  | Waga |  |  |  |  |  |  |  |

| Kardio | Czas | Dystans | Tętno | Spalone kalorie |
|---|---|---|---|---|
|  |  |  |  |  |
|  |  |  |  |  |
|  |  |  |  |  |

## Pomiary

| Szyja | Prawy biceps | lewy biceps | Klatka piersiowa | Talia | Biodra | Prawe udo | Lewe udo | Łydka |
|---|---|---|---|---|---|---|---|---|
|  |  |  |  |  |  |  |  |  |
|  |  |  |  |  |  |  |  |  |
|  |  |  |  |  |  |  |  |  |

Data: _____   Grupa mięśniowa: _____

P  W  S  C  P  S  N     Czas rozpoczęcia: _____
○  ○  ○  ○  ○  ○  ○

Waga: _____   Czas zakończenia: _____

☐ Górna część ciała:   ☐ Dolnej części ciała:   ☐ Abs

| Ćwiczenia: | Ustawić: | 1 | 2 | 3 | 4 | 5 | 6 | 7 |
|---|---|---|---|---|---|---|---|---|
|  | Powtórzenia |  |  |  |  |  |  |  |
|  | Waga |  |  |  |  |  |  |  |
|  | Powtórzenia |  |  |  |  |  |  |  |
|  | Waga |  |  |  |  |  |  |  |
|  | Powtórzenia |  |  |  |  |  |  |  |
|  | Waga |  |  |  |  |  |  |  |
|  | Powtórzenia |  |  |  |  |  |  |  |
|  | Waga |  |  |  |  |  |  |  |
|  | Powtórzenia |  |  |  |  |  |  |  |
|  | Waga |  |  |  |  |  |  |  |
|  | Powtórzenia |  |  |  |  |  |  |  |
|  | Waga |  |  |  |  |  |  |  |
|  | Powtórzenia |  |  |  |  |  |  |  |
|  | Waga |  |  |  |  |  |  |  |
|  | Powtórzenia |  |  |  |  |  |  |  |
|  | Waga |  |  |  |  |  |  |  |

| Kardio | Czas | Dystans | Tętno | Spalone kalorie |
|---|---|---|---|---|
|  |  |  |  |  |
|  |  |  |  |  |
|  |  |  |  |  |

## Pomiary

| Szyja | Prawy biceps | lewy biceps | Klatka piersiowa | Talia | Biodra | Prawe udo | Lewe udo | Łydka |
|---|---|---|---|---|---|---|---|---|
|  |  |  |  |  |  |  |  |  |
|  |  |  |  |  |  |  |  |  |
|  |  |  |  |  |  |  |  |  |

Data: _____    Grupa mięśniowa: _____

P  W  S  C  P  S  N    Czas rozpoczęcia: _____
○  ○  ○  ○  ○  ○  ○
Waga: _____    Czas zakończenia: _____

☐ Górna część ciała:    ☐ Dolnej części ciała:    ☐ Abs

| Ćwiczenia: | Ustawić: | 1 | 2 | 3 | 4 | 5 | 6 | 7 |
|---|---|---|---|---|---|---|---|---|
| | Powtórzenia | | | | | | | |
| | Waga | | | | | | | |
| | Powtórzenia | | | | | | | |
| | Waga | | | | | | | |
| | Powtórzenia | | | | | | | |
| | Waga | | | | | | | |
| | Powtórzenia | | | | | | | |
| | Waga | | | | | | | |
| | Powtórzenia | | | | | | | |
| | Waga | | | | | | | |
| | Powtórzenia | | | | | | | |
| | Waga | | | | | | | |
| | Powtórzenia | | | | | | | |
| | Waga | | | | | | | |

| Kardio | Czas | Dystans | Tętno | Spalone kalorie |
|---|---|---|---|---|
| | | | | |
| | | | | |
| | | | | |

## Pomiary

| Szyja | Prawy biceps | lewy biceps | Klatka piersiowa | Talia | Biodra | Prawe udo | Lewe udo | Łydka |
|---|---|---|---|---|---|---|---|---|
| | | | | | | | | |
| | | | | | | | | |
| | | | | | | | | |

Data: _____ Grupa mięśniowa: _____

P  W  S  C  P  S  N    Czas rozpoczęcia: _____
○  ○  ○  ○  ○  ○  ○

Waga: _____   Czas zakończenia: _____

☐ Górna część ciała:   ☐ Dolnej części ciała:   ☐ Abs

| Ćwiczenia: | Ustawić: | 1 | 2 | 3 | 4 | 5 | 6 | 7 |
|---|---|---|---|---|---|---|---|---|
|  | Powtórzenia |  |  |  |  |  |  |  |
|  | Waga |  |  |  |  |  |  |  |
|  | Powtórzenia |  |  |  |  |  |  |  |
|  | Waga |  |  |  |  |  |  |  |
|  | Powtórzenia |  |  |  |  |  |  |  |
|  | Waga |  |  |  |  |  |  |  |
|  | Powtórzenia |  |  |  |  |  |  |  |
|  | Waga |  |  |  |  |  |  |  |
|  | Powtórzenia |  |  |  |  |  |  |  |
|  | Waga |  |  |  |  |  |  |  |
|  | Powtórzenia |  |  |  |  |  |  |  |
|  | Waga |  |  |  |  |  |  |  |
|  | Powtórzenia |  |  |  |  |  |  |  |
|  | Waga |  |  |  |  |  |  |  |
|  | Powtórzenia |  |  |  |  |  |  |  |
|  | Waga |  |  |  |  |  |  |  |

| Kardio | Czas | Dystans | Tętno | Spalone kalorie |
|---|---|---|---|---|
|  |  |  |  |  |
|  |  |  |  |  |
|  |  |  |  |  |

## Pomiary

| Szyja | Prawy biceps | lewy biceps | Klatka piersiowa | Talia | Biodra | Prawe udo | Lewe udo | Łydka |
|---|---|---|---|---|---|---|---|---|
|  |  |  |  |  |  |  |  |  |
|  |  |  |  |  |  |  |  |  |
|  |  |  |  |  |  |  |  |  |

Data: _____   Grupa mięśniowa: _____

P  W  S  C  P  S  N     Czas rozpoczęcia: _____
○  ○  ○  ○  ○  ○  ○

Waga: _____   Czas zakończenia: _____

☐ Górna część ciała:    ☐ Dolnej części ciała:    ☐ Abs

| Ćwiczenia: | Ustawić: | 1 | 2 | 3 | 4 | 5 | 6 | 7 |
|---|---|---|---|---|---|---|---|---|
|  | Powtórzenia |  |  |  |  |  |  |  |
|  | Waga |  |  |  |  |  |  |  |
|  | Powtórzenia |  |  |  |  |  |  |  |
|  | Waga |  |  |  |  |  |  |  |
|  | Powtórzenia |  |  |  |  |  |  |  |
|  | Waga |  |  |  |  |  |  |  |
|  | Powtórzenia |  |  |  |  |  |  |  |
|  | Waga |  |  |  |  |  |  |  |
|  | Powtórzenia |  |  |  |  |  |  |  |
|  | Waga |  |  |  |  |  |  |  |
|  | Powtórzenia |  |  |  |  |  |  |  |
|  | Waga |  |  |  |  |  |  |  |
|  | Powtórzenia |  |  |  |  |  |  |  |
|  | Waga |  |  |  |  |  |  |  |
|  | Powtórzenia |  |  |  |  |  |  |  |
|  | Waga |  |  |  |  |  |  |  |

| Kardio | Czas | Dystans | Tętno | Spalone kalorie |
|---|---|---|---|---|
|  |  |  |  |  |
|  |  |  |  |  |
|  |  |  |  |  |

## Pomiary

| Szyja | Prawy biceps | lewy biceps | Klatka piersiowa | Talia | Biodra | Prawe udo | Lewe udo | Łydka |
|---|---|---|---|---|---|---|---|---|
|  |  |  |  |  |  |  |  |  |
|  |  |  |  |  |  |  |  |  |
|  |  |  |  |  |  |  |  |  |

Data: _____  Grupa mięśniowa: _____

P  W  S  C  P  S  N     Czas rozpoczęcia: _____
○  ○  ○  ○  ○  ○

Waga: _____   Czas zakończenia: _____

☐ Górna część ciała:   ☐ Dolnej części ciała:   ☐ Abs

| Ćwiczenia: | Ustawić: | 1 | 2 | 3 | 4 | 5 | 6 | 7 |
|---|---|---|---|---|---|---|---|---|
| | Powtórzenia | | | | | | | |
| | Waga | | | | | | | |
| | Powtórzenia | | | | | | | |
| | Waga | | | | | | | |
| | Powtórzenia | | | | | | | |
| | Waga | | | | | | | |
| | Powtórzenia | | | | | | | |
| | Waga | | | | | | | |
| | Powtórzenia | | | | | | | |
| | Waga | | | | | | | |
| | Powtórzenia | | | | | | | |
| | Waga | | | | | | | |
| | Powtórzenia | | | | | | | |
| | Waga | | | | | | | |
| | Powtórzenia | | | | | | | |
| | Waga | | | | | | | |

| Kardio | Czas | Dystans | Tętno | Spalone kalorie |
|---|---|---|---|---|
| | | | | |
| | | | | |
| | | | | |

## Pomiary

| Szyja | Prawy biceps | lewy biceps | Klatka piersiowa | Talia | Biodra | Prawe udo | Lewe udo | Łydka |
|---|---|---|---|---|---|---|---|---|
| | | | | | | | | |
| | | | | | | | | |
| | | | | | | | | |

**Data:** _____  **Grupa mięśniowa:** _____

P  W  S  C  P  S  N   **Czas rozpoczęcia:** _____
○  ○  ○  ○  ○  ○  ○
**Waga:** _____  **Czas zakończenia:** _____

☐ **Górna część ciała:**   ☐ **Dolnej części ciała:**   ☐ **Abs**

| Ćwiczenia: | Ustawić: | 1 | 2 | 3 | 4 | 5 | 6 | 7 |
|---|---|---|---|---|---|---|---|---|
|  | Powtórzenia |  |  |  |  |  |  |  |
|  | Waga |  |  |  |  |  |  |  |
|  | Powtórzenia |  |  |  |  |  |  |  |
|  | Waga |  |  |  |  |  |  |  |
|  | Powtórzenia |  |  |  |  |  |  |  |
|  | Waga |  |  |  |  |  |  |  |
|  | Powtórzenia |  |  |  |  |  |  |  |
|  | Waga |  |  |  |  |  |  |  |
|  | Powtórzenia |  |  |  |  |  |  |  |
|  | Waga |  |  |  |  |  |  |  |
|  | Powtórzenia |  |  |  |  |  |  |  |
|  | Waga |  |  |  |  |  |  |  |
|  | Powtórzenia |  |  |  |  |  |  |  |
|  | Waga |  |  |  |  |  |  |  |
|  | Powtórzenia |  |  |  |  |  |  |  |
|  | Waga |  |  |  |  |  |  |  |

| Kardio | Czas | Dystans | Tętno | Spalone kalorie |
|---|---|---|---|---|
|  |  |  |  |  |
|  |  |  |  |  |
|  |  |  |  |  |

## Pomiary

| Szyja | Prawy biceps | lewy biceps | Klatka piersiowa | Talia | Biodra | Prawe udo | Lewe udo | Łydka |
|---|---|---|---|---|---|---|---|---|
|  |  |  |  |  |  |  |  |  |
|  |  |  |  |  |  |  |  |  |
|  |  |  |  |  |  |  |  |  |

Data: _____  Grupa mięśniowa: _____

P  W  S  C  P  S  N      Czas rozpoczęcia: _____
○  ○  ○  ○  ○  ○         
Waga: _____      Czas zakończenia: _____

☐ Górna część ciała:   ☐ Dolnej części ciała:   ☐ Abs

| Ćwiczenia: | Ustawić: | 1 | 2 | 3 | 4 | 5 | 6 | 7 |
|---|---|---|---|---|---|---|---|---|
|  | Powtórzenia |  |  |  |  |  |  |  |
|  | Waga |  |  |  |  |  |  |  |
|  | Powtórzenia |  |  |  |  |  |  |  |
|  | Waga |  |  |  |  |  |  |  |
|  | Powtórzenia |  |  |  |  |  |  |  |
|  | Waga |  |  |  |  |  |  |  |
|  | Powtórzenia |  |  |  |  |  |  |  |
|  | Waga |  |  |  |  |  |  |  |
|  | Powtórzenia |  |  |  |  |  |  |  |
|  | Waga |  |  |  |  |  |  |  |
|  | Powtórzenia |  |  |  |  |  |  |  |
|  | Waga |  |  |  |  |  |  |  |
|  | Powtórzenia |  |  |  |  |  |  |  |
|  | Waga |  |  |  |  |  |  |  |
|  | Powtórzenia |  |  |  |  |  |  |  |
|  | Waga |  |  |  |  |  |  |  |

| Kardio | Czas | Dystans | Tętno | Spalone kalorie |
|---|---|---|---|---|
|  |  |  |  |  |
|  |  |  |  |  |
|  |  |  |  |  |

## Pomiary

| Szyja | Prawy biceps | lewy biceps | Klatka piersiowa | Talia | Biodra | Prawe udo | Lewe udo | Łydka |
|---|---|---|---|---|---|---|---|---|
|  |  |  |  |  |  |  |  |  |
|  |  |  |  |  |  |  |  |  |
|  |  |  |  |  |  |  |  |  |

Data: _____  Grupa mięśniowa: _____

P  W  S  C  P  S  N     Czas rozpoczęcia: _____
○  ○  ○  ○  ○  ○  ○

Waga: _____   Czas zakończenia: _____

☐ Górna część ciała:   ☐ Dolnej części ciała:   ☐ Abs

| Ćwiczenia: | Ustawić: | 1 | 2 | 3 | 4 | 5 | 6 | 7 |
|---|---|---|---|---|---|---|---|---|
|  | Powtórzenia |  |  |  |  |  |  |  |
|  | Waga |  |  |  |  |  |  |  |
|  | Powtórzenia |  |  |  |  |  |  |  |
|  | Waga |  |  |  |  |  |  |  |
|  | Powtórzenia |  |  |  |  |  |  |  |
|  | Waga |  |  |  |  |  |  |  |
|  | Powtórzenia |  |  |  |  |  |  |  |
|  | Waga |  |  |  |  |  |  |  |
|  | Powtórzenia |  |  |  |  |  |  |  |
|  | Waga |  |  |  |  |  |  |  |
|  | Powtórzenia |  |  |  |  |  |  |  |
|  | Waga |  |  |  |  |  |  |  |
|  | Powtórzenia |  |  |  |  |  |  |  |
|  | Waga |  |  |  |  |  |  |  |

| Kardio | Czas | Dystans | Tętno | Spalone kalorie |
|---|---|---|---|---|
|  |  |  |  |  |
|  |  |  |  |  |
|  |  |  |  |  |

## Pomiary

| Szyja | Prawy biceps | lewy biceps | Klatka piersiowa | Talia | Biodra | Prawe udo | Lewe udo | Łydka |
|---|---|---|---|---|---|---|---|---|
|  |  |  |  |  |  |  |  |  |
|  |  |  |  |  |  |  |  |  |
|  |  |  |  |  |  |  |  |  |

**Data:** _____  **Grupa mięśniowa:** _____

P  W  S  C  P  S  N   **Czas rozpoczęcia:** _____
○  ○  ○  ○  ○  ○  ○

**Waga:** _____  **Czas zakończenia:** _____

☐ **Górna część ciała:**   ☐ **Dolnej części ciała:**   ☐ **Abs**

| Ćwiczenia: | Ustawić: | 1 | 2 | 3 | 4 | 5 | 6 | 7 |
|---|---|---|---|---|---|---|---|---|
|  | Powtórzenia |  |  |  |  |  |  |  |
|  | Waga |  |  |  |  |  |  |  |
|  | Powtórzenia |  |  |  |  |  |  |  |
|  | Waga |  |  |  |  |  |  |  |
|  | Powtórzenia |  |  |  |  |  |  |  |
|  | Waga |  |  |  |  |  |  |  |
|  | Powtórzenia |  |  |  |  |  |  |  |
|  | Waga |  |  |  |  |  |  |  |
|  | Powtórzenia |  |  |  |  |  |  |  |
|  | Waga |  |  |  |  |  |  |  |
|  | Powtórzenia |  |  |  |  |  |  |  |
|  | Waga |  |  |  |  |  |  |  |
|  | Powtórzenia |  |  |  |  |  |  |  |
|  | Waga |  |  |  |  |  |  |  |
|  | Powtórzenia |  |  |  |  |  |  |  |
|  | Waga |  |  |  |  |  |  |  |

| Kardio | Czas | Dystans | Tętno | Spalone kalorie |
|---|---|---|---|---|
|  |  |  |  |  |
|  |  |  |  |  |
|  |  |  |  |  |

## Pomiary

| Szyja | Prawy biceps | lewy biceps | Klatka piersiowa | Talia | Biodra | Prawe udo | Lewe udo | Łydka |
|---|---|---|---|---|---|---|---|---|
|  |  |  |  |  |  |  |  |  |
|  |  |  |  |  |  |  |  |  |
|  |  |  |  |  |  |  |  |  |

Data: _____  Grupa mięśniowa: _____

P  W  S  C  P  S  N    Czas rozpoczęcia: _____
◯  ◯  ◯  ◯  ◯  ◯  ◯

Waga: _____  Czas zakończenia: _____

☐ Górna część ciała:   ☐ Dolnej części ciała:   ☐ Abs

| Ćwiczenia: | Ustawić: | 1 | 2 | 3 | 4 | 5 | 6 | 7 |
|---|---|---|---|---|---|---|---|---|
|  | Powtórzenia |  |  |  |  |  |  |  |
|  | Waga |  |  |  |  |  |  |  |
|  | Powtórzenia |  |  |  |  |  |  |  |
|  | Waga |  |  |  |  |  |  |  |
|  | Powtórzenia |  |  |  |  |  |  |  |
|  | Waga |  |  |  |  |  |  |  |
|  | Powtórzenia |  |  |  |  |  |  |  |
|  | Waga |  |  |  |  |  |  |  |
|  | Powtórzenia |  |  |  |  |  |  |  |
|  | Waga |  |  |  |  |  |  |  |
|  | Powtórzenia |  |  |  |  |  |  |  |
|  | Waga |  |  |  |  |  |  |  |
|  | Powtórzenia |  |  |  |  |  |  |  |
|  | Waga |  |  |  |  |  |  |  |
|  | Powtórzenia |  |  |  |  |  |  |  |
|  | Waga |  |  |  |  |  |  |  |

| Kardio | Czas | Dystans | Tętno | Spalone kalorie |
|---|---|---|---|---|
|  |  |  |  |  |
|  |  |  |  |  |
|  |  |  |  |  |

## Pomiary

| Szyja | Prawy biceps | lewy biceps | Klatka piersiowa | Talia | Biodra | Prawe udo | Lewe udo | Łydka |
|---|---|---|---|---|---|---|---|---|
|  |  |  |  |  |  |  |  |  |
|  |  |  |  |  |  |  |  |  |
|  |  |  |  |  |  |  |  |  |

Data: _____  Grupa mięśniowa: _____

P  W  S  C  P  S  N  Czas rozpoczęcia: _____
○  ○  ○  ○  ○  ○  ○

Waga: _____  Czas zakończenia: _____

☐ Górna część ciała:   ☐ Dolnej części ciała:   ☐ Abs

| Ćwiczenia: | Ustawić: | 1 | 2 | 3 | 4 | 5 | 6 | 7 |
|---|---|---|---|---|---|---|---|---|
|  | Powtórzenia |  |  |  |  |  |  |  |
|  | Waga |  |  |  |  |  |  |  |
|  | Powtórzenia |  |  |  |  |  |  |  |
|  | Waga |  |  |  |  |  |  |  |
|  | Powtórzenia |  |  |  |  |  |  |  |
|  | Waga |  |  |  |  |  |  |  |
|  | Powtórzenia |  |  |  |  |  |  |  |
|  | Waga |  |  |  |  |  |  |  |
|  | Powtórzenia |  |  |  |  |  |  |  |
|  | Waga |  |  |  |  |  |  |  |
|  | Powtórzenia |  |  |  |  |  |  |  |
|  | Waga |  |  |  |  |  |  |  |
|  | Powtórzenia |  |  |  |  |  |  |  |
|  | Waga |  |  |  |  |  |  |  |
|  | Powtórzenia |  |  |  |  |  |  |  |
|  | Waga |  |  |  |  |  |  |  |

| Kardio | Czas | Dystans | Tętno | Spalone kalorie |
|---|---|---|---|---|
|  |  |  |  |  |
|  |  |  |  |  |
|  |  |  |  |  |

## Pomiary

| Szyja | Prawy biceps | lewy biceps | Klatka piersiowa | Talia | Biodra | Prawe udo | Lewe udo | Łydka |
|---|---|---|---|---|---|---|---|---|
|  |  |  |  |  |  |  |  |  |
|  |  |  |  |  |  |  |  |  |
|  |  |  |  |  |  |  |  |  |

**Data:** _____  **Grupa mięśniowa:** _____

P ○  W ○  S ○  C ○  P ○  S ○  N ○   **Czas rozpoczęcia:** _____

**Waga:** _____   **Czas zakończenia:** _____

☐ **Górna część ciała:**   ☐ **Dolnej części ciała:**   ☐ **Abs**

| Ćwiczenia: | Ustawić: | 1 | 2 | 3 | 4 | 5 | 6 | 7 |
|---|---|---|---|---|---|---|---|---|
|  | Powtórzenia |  |  |  |  |  |  |  |
|  | Waga |  |  |  |  |  |  |  |
|  | Powtórzenia |  |  |  |  |  |  |  |
|  | Waga |  |  |  |  |  |  |  |
|  | Powtórzenia |  |  |  |  |  |  |  |
|  | Waga |  |  |  |  |  |  |  |
|  | Powtórzenia |  |  |  |  |  |  |  |
|  | Waga |  |  |  |  |  |  |  |
|  | Powtórzenia |  |  |  |  |  |  |  |
|  | Waga |  |  |  |  |  |  |  |
|  | Powtórzenia |  |  |  |  |  |  |  |
|  | Waga |  |  |  |  |  |  |  |
|  | Powtórzenia |  |  |  |  |  |  |  |
|  | Waga |  |  |  |  |  |  |  |
|  | Powtórzenia |  |  |  |  |  |  |  |
|  | Waga |  |  |  |  |  |  |  |

| Kardio | Czas | Dystans | Tętno | Spalone kalorie |
|---|---|---|---|---|
|  |  |  |  |  |
|  |  |  |  |  |
|  |  |  |  |  |

## Pomiary

| Szyja | Prawy biceps | lewy biceps | Klatka piersiowa | Talia | Biodra | Prawe udo | Lewe udo | Łydka |
|---|---|---|---|---|---|---|---|---|
|  |  |  |  |  |  |  |  |  |
|  |  |  |  |  |  |  |  |  |
|  |  |  |  |  |  |  |  |  |

Data: _____  Grupa mięśniowa: _____

P  W  S  C  P  S  N     Czas rozpoczęcia: _____
○  ○  ○  ○  ○  ○  ○

Waga: _____   Czas zakończenia: _____

☐ Górna część ciała:   ☐ Dolnej części ciała:   ☐ Abs

| Ćwiczenia: | Ustawić: | 1 | 2 | 3 | 4 | 5 | 6 | 7 |
|---|---|---|---|---|---|---|---|---|
|  | Powtórzenia |  |  |  |  |  |  |  |
|  | Waga |  |  |  |  |  |  |  |
|  | Powtórzenia |  |  |  |  |  |  |  |
|  | Waga |  |  |  |  |  |  |  |
|  | Powtórzenia |  |  |  |  |  |  |  |
|  | Waga |  |  |  |  |  |  |  |
|  | Powtórzenia |  |  |  |  |  |  |  |
|  | Waga |  |  |  |  |  |  |  |
|  | Powtórzenia |  |  |  |  |  |  |  |
|  | Waga |  |  |  |  |  |  |  |
|  | Powtórzenia |  |  |  |  |  |  |  |
|  | Waga |  |  |  |  |  |  |  |
|  | Powtórzenia |  |  |  |  |  |  |  |
|  | Waga |  |  |  |  |  |  |  |
|  | Powtórzenia |  |  |  |  |  |  |  |
|  | Waga |  |  |  |  |  |  |  |

| Kardio | Czas | Dystans | Tętno | Spalone kalorie |
|---|---|---|---|---|
|  |  |  |  |  |
|  |  |  |  |  |
|  |  |  |  |  |

## Pomiary

| Szyja | Prawy biceps | lewy biceps | Klatka piersiowa | Talia | Biodra | Prawe udo | Lewe udo | Łydka |
|---|---|---|---|---|---|---|---|---|
|  |  |  |  |  |  |  |  |  |
|  |  |  |  |  |  |  |  |  |
|  |  |  |  |  |  |  |  |  |

Data: _____  Grupa mięśniowa: _____

P  W  S  C  P  S  N    Czas rozpoczęcia: _____
○  ○  ○  ○  ○  ○  ○
Waga: _____   Czas zakończenia: _____

☐ Górna część ciała:   ☐ Dolnej części ciała:   ☐ Abs

| Ćwiczenia: | Ustawić: | 1 | 2 | 3 | 4 | 5 | 6 | 7 |
|---|---|---|---|---|---|---|---|---|
|  | Powtórzenia |  |  |  |  |  |  |  |
|  | Waga |  |  |  |  |  |  |  |
|  | Powtórzenia |  |  |  |  |  |  |  |
|  | Waga |  |  |  |  |  |  |  |
|  | Powtórzenia |  |  |  |  |  |  |  |
|  | Waga |  |  |  |  |  |  |  |
|  | Powtórzenia |  |  |  |  |  |  |  |
|  | Waga |  |  |  |  |  |  |  |
|  | Powtórzenia |  |  |  |  |  |  |  |
|  | Waga |  |  |  |  |  |  |  |
|  | Powtórzenia |  |  |  |  |  |  |  |
|  | Waga |  |  |  |  |  |  |  |
|  | Powtórzenia |  |  |  |  |  |  |  |
|  | Waga |  |  |  |  |  |  |  |
|  | Powtórzenia |  |  |  |  |  |  |  |
|  | Waga |  |  |  |  |  |  |  |

| Kardio | Czas | Dystans | Tętno | Spalone kalorie |
|---|---|---|---|---|
|  |  |  |  |  |
|  |  |  |  |  |
|  |  |  |  |  |

## Pomiary

| Szyja | Prawy biceps | lewy biceps | Klatka piersiowa | Talia | Biodra | Prawe udo | Lewe udo | Łydka |
|---|---|---|---|---|---|---|---|---|
|  |  |  |  |  |  |  |  |  |
|  |  |  |  |  |  |  |  |  |
|  |  |  |  |  |  |  |  |  |

**Data:** _____  **Grupa mięśniowa:** _____

P  W  S  C  P  S  N  **Czas rozpoczęcia:** _____
○  ○  ○  ○  ○  ○  ○

**Waga:** _____  **Czas zakończenia:** _____

☐ **Górna część ciała:**   ☐ **Dolnej części ciała:**   ☐ **Abs**

| Ćwiczenia: | Ustawić: | 1 | 2 | 3 | 4 | 5 | 6 | 7 |
|---|---|---|---|---|---|---|---|---|
|  | Powtórzenia |  |  |  |  |  |  |  |
|  | Waga |  |  |  |  |  |  |  |
|  | Powtórzenia |  |  |  |  |  |  |  |
|  | Waga |  |  |  |  |  |  |  |
|  | Powtórzenia |  |  |  |  |  |  |  |
|  | Waga |  |  |  |  |  |  |  |
|  | Powtórzenia |  |  |  |  |  |  |  |
|  | Waga |  |  |  |  |  |  |  |
|  | Powtórzenia |  |  |  |  |  |  |  |
|  | Waga |  |  |  |  |  |  |  |
|  | Powtórzenia |  |  |  |  |  |  |  |
|  | Waga |  |  |  |  |  |  |  |
|  | Powtórzenia |  |  |  |  |  |  |  |
|  | Waga |  |  |  |  |  |  |  |
|  | Powtórzenia |  |  |  |  |  |  |  |
|  | Waga |  |  |  |  |  |  |  |

| Kardio | Czas | Dystans | Tętno | Spalone kalorie |
|---|---|---|---|---|
|  |  |  |  |  |
|  |  |  |  |  |
|  |  |  |  |  |

## Pomiary

| Szyja | Prawy biceps | lewy biceps | Klatka piersiowa | Talia | Biodra | Prawe udo | Lewe udo | Łydka |
|---|---|---|---|---|---|---|---|---|
|  |  |  |  |  |  |  |  |  |
|  |  |  |  |  |  |  |  |  |
|  |  |  |  |  |  |  |  |  |

Data: _____  Grupa mięśniowa: _____

P  W  S  C  P  S  N  Czas rozpoczęcia: _____
○  ○  ○  ○  ○  ○  ○
Waga: _____  Czas zakończenia: _____

☐ Górna część ciała:  ☐ Dolnej części ciała:  ☐ Abs

| Ćwiczenia: | Ustawić: | 1 | 2 | 3 | 4 | 5 | 6 | 7 |
|---|---|---|---|---|---|---|---|---|
|  | Powtórzenia |  |  |  |  |  |  |  |
|  | Waga |  |  |  |  |  |  |  |
|  | Powtórzenia |  |  |  |  |  |  |  |
|  | Waga |  |  |  |  |  |  |  |
|  | Powtórzenia |  |  |  |  |  |  |  |
|  | Waga |  |  |  |  |  |  |  |
|  | Powtórzenia |  |  |  |  |  |  |  |
|  | Waga |  |  |  |  |  |  |  |
|  | Powtórzenia |  |  |  |  |  |  |  |
|  | Waga |  |  |  |  |  |  |  |
|  | Powtórzenia |  |  |  |  |  |  |  |
|  | Waga |  |  |  |  |  |  |  |
|  | Powtórzenia |  |  |  |  |  |  |  |
|  | Waga |  |  |  |  |  |  |  |
|  | Powtórzenia |  |  |  |  |  |  |  |
|  | Waga |  |  |  |  |  |  |  |

| Kardio | Czas | Dystans | Tętno | Spalone kalorie |
|---|---|---|---|---|
|  |  |  |  |  |
|  |  |  |  |  |
|  |  |  |  |  |

## Pomiary

| Szyja | Prawy biceps | lewy biceps | Klatka piersiowa | Talia | Biodra | Prawe udo | Lewe udo | Łydka |
|---|---|---|---|---|---|---|---|---|
|  |  |  |  |  |  |  |  |  |
|  |  |  |  |  |  |  |  |  |
|  |  |  |  |  |  |  |  |  |

Data: _____  Grupa mięśniowa: _____

P  W  S  C  P  S  N    Czas rozpoczęcia: _____
○  ○  ○  ○  ○  ○  ○

Waga: _____   Czas zakończenia: _____

☐ Górna część ciała:   ☐ Dolnej części ciała:   ☐ Abs

| Ćwiczenia: | Ustawić: | 1 | 2 | 3 | 4 | 5 | 6 | 7 |
|---|---|---|---|---|---|---|---|---|
| | Powtórzenia | | | | | | | |
| | Waga | | | | | | | |
| | Powtórzenia | | | | | | | |
| | Waga | | | | | | | |
| | Powtórzenia | | | | | | | |
| | Waga | | | | | | | |
| | Powtórzenia | | | | | | | |
| | Waga | | | | | | | |
| | Powtórzenia | | | | | | | |
| | Waga | | | | | | | |
| | Powtórzenia | | | | | | | |
| | Waga | | | | | | | |
| | Powtórzenia | | | | | | | |
| | Waga | | | | | | | |
| | Powtórzenia | | | | | | | |
| | Waga | | | | | | | |

| Kardio | Czas | Dystans | Tętno | Spalone kalorie |
|---|---|---|---|---|
| | | | | |
| | | | | |
| | | | | |

## Pomiary

| Szyja | Prawy biceps | lewy biceps | Klatka piersiowa | Talia | Biodra | Prawe udo | Lewe udo | Łydka |
|---|---|---|---|---|---|---|---|---|
| | | | | | | | | |
| | | | | | | | | |
| | | | | | | | | |

**Data:** _____ **Grupa mięśniowa:** _____

P  W  S  C  P  S  N  **Czas rozpoczęcia:** _____
○  ○  ○  ○  ○  ○  ○

**Waga:** _____ **Czas zakończenia:** _____

☐ **Górna część ciała:**   ☐ **Dolnej części ciała:**   ☐ **Abs**

| Ćwiczenia: | Ustawić: | 1 | 2 | 3 | 4 | 5 | 6 | 7 |
|---|---|---|---|---|---|---|---|---|
|  | Powtórzenia |  |  |  |  |  |  |  |
|  | Waga |  |  |  |  |  |  |  |
|  | Powtórzenia |  |  |  |  |  |  |  |
|  | Waga |  |  |  |  |  |  |  |
|  | Powtórzenia |  |  |  |  |  |  |  |
|  | Waga |  |  |  |  |  |  |  |
|  | Powtórzenia |  |  |  |  |  |  |  |
|  | Waga |  |  |  |  |  |  |  |
|  | Powtórzenia |  |  |  |  |  |  |  |
|  | Waga |  |  |  |  |  |  |  |
|  | Powtórzenia |  |  |  |  |  |  |  |
|  | Waga |  |  |  |  |  |  |  |
|  | Powtórzenia |  |  |  |  |  |  |  |
|  | Waga |  |  |  |  |  |  |  |
|  | Powtórzenia |  |  |  |  |  |  |  |
|  | Waga |  |  |  |  |  |  |  |

| Kardio | Czas | Dystans | Tętno | Spalone kalorie |
|---|---|---|---|---|
|  |  |  |  |  |
|  |  |  |  |  |
|  |  |  |  |  |

## Pomiary

| Szyja | Prawy biceps | lewy biceps | Klatka piersiowa | Talia | Biodra | Prawe udo | Lewe udo | Łydka |
|---|---|---|---|---|---|---|---|---|
|  |  |  |  |  |  |  |  |  |
|  |  |  |  |  |  |  |  |  |
|  |  |  |  |  |  |  |  |  |

Data: _____  Grupa mięśniowa: _____

P  W  S  C  P  S  N       Czas rozpoczęcia: _____
○  ○  ○  ○  ○  ○  ○

Waga: _____    Czas zakończenia: _____

☐ Górna część ciała:    ☐ Dolnej części ciała:    ☐ Abs

| Ćwiczenia: | Ustawić: | 1 | 2 | 3 | 4 | 5 | 6 | 7 |
|---|---|---|---|---|---|---|---|---|
|  | Powtórzenia |  |  |  |  |  |  |  |
|  | Waga |  |  |  |  |  |  |  |
|  | Powtórzenia |  |  |  |  |  |  |  |
|  | Waga |  |  |  |  |  |  |  |
|  | Powtórzenia |  |  |  |  |  |  |  |
|  | Waga |  |  |  |  |  |  |  |
|  | Powtórzenia |  |  |  |  |  |  |  |
|  | Waga |  |  |  |  |  |  |  |
|  | Powtórzenia |  |  |  |  |  |  |  |
|  | Waga |  |  |  |  |  |  |  |
|  | Powtórzenia |  |  |  |  |  |  |  |
|  | Waga |  |  |  |  |  |  |  |
|  | Powtórzenia |  |  |  |  |  |  |  |
|  | Waga |  |  |  |  |  |  |  |
|  | Powtórzenia |  |  |  |  |  |  |  |
|  | Waga |  |  |  |  |  |  |  |

| Kardio | Czas | Dystans | Tętno | Spalone kalorie |
|---|---|---|---|---|
|  |  |  |  |  |
|  |  |  |  |  |
|  |  |  |  |  |

## Pomiary

| Szyja | Prawy biceps | lewy biceps | Klatka piersiowa | Talia | Biodra | Prawe udo | Lewe udo | Łydka |
|---|---|---|---|---|---|---|---|---|
|  |  |  |  |  |  |  |  |  |
|  |  |  |  |  |  |  |  |  |
|  |  |  |  |  |  |  |  |  |

www.ingramcontent.com/pod-product-compliance
Lightning Source LLC
LaVergne TN
LVHW020426080526
838202LV00055B/5054